Hefte zur Unfallheilkunde
Beihefte zur Zeitschrift „Der Unfallchirurg"

Herausgegeben von:
J. Rehn, L. Schweiberer und H. Tscherne

202

Peter Habermeyer

Isokinetische Kräfte am Glenohumeralgelenk

Mit 45 Abbildungen und 36 Tabellen

Herbert Resch

Die vordere Instabilität des Schultergelenks

Mit 20 Abbildungen und 21 Tabellen

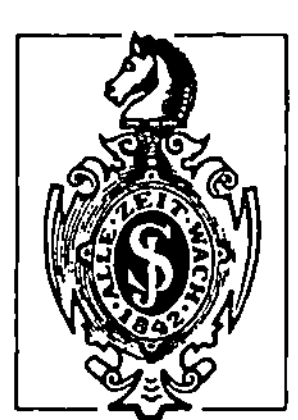

Springer-Verlag
Berlin Heidelberg New York
London Paris Tokyo Hong Kong

Reihenherausgeber

Prof. Dr. Jörg Rehn
Mauracher Straße 15, D-7809 Denzlingen

Prof. Dr. Leonhard Schweiberer
Direktor der Chirurgischen Universitätsklinik München-Innenstadt
Nußbaumstraße 20, D-8000 München 2

Prof. Dr. Harald Tscherne
Medizinische Hochschule, Unfallchirurgische Klinik
Konstanty-Gutschow-Straße 8, D-3000 Hannover 61

Autoren

Dr. Peter Habermeyer
Chirurgische Universitätsklinik München-Innenstadt
Nußbaumstraße 20, D-8000 München 2

Univ.-Doz. Dr. Herbert Resch
Universitätsklinik für Unfallchirurgie
Anichstraße 35, A-6020 Innsbruck

ISBN-13: 978-3-540-51122-9   e-ISBN-13: 978-3-642-74747-2
DOI: 10.1007/978-3-642-74747-2

CIP-Titelaufnahme der Deutschen Bibliothek:
Habermeyer, Peter: Isokinetische Kräfte am Glenohumeralgelenk/Peter Habermeyer. Die vordere Instabilität
des Schultergelenks/Herbert Resch. – Berlin; Heidelberg; New York; London; Paris; Tokyo; Hongkong:
Springer, 1989
(Hefte zur Unfallheilkunde; 202)
ISBN 3-540-51122-9 (Berlin ...) brosch.
ISBN 0-387-51122-9 (New York ...) brosch.
NE: Resch, Herbert: Die vordere Instabilität des Schultergelenks; GT

Die Wiedergabe von Gebrauchsnamen, Handelsnamen, Warenbezeichnungen usw. in diesem Buch berechtigt
auch ohne besondere Kennzeichnung nicht zu der Annahme, daß solche Namen im Sinne der Warenzeichen-
und Markenschutz-Gesetzgebung als frei zu betrachten wären und daher von jedermann benutzt werden
dürften.

Produkthaftung: Für Angaben über Dosierungsanweisungen und Applikationsformen kann vom Verlag keine
Gewähr übernommen werden. Derartige Angaben müssen vom jeweiligen Anwender im Einzelfall anhand
anderer Literaturstellen auf ihre Richtigkeit überprüft werden.

Gesamtherstellung: E. Kieser, Neusäß
2124/3140-5 4 3 2 1 0 – Gedruckt auf säurefreiem Papier

Vorwort

Keine anderen Sehnen des menschlichen Körpers sind so sehr dem degenerativen Verbrauch und der spontanen Ruptur ausgesetzt wie die Sehnen der Rotatorenmanschette und des M. biceps brachii. Die während einer Armbewegung auftretenden Belastungen und die zu ihrer Überwindung notwendigen Kräfte am Schultergelenk konnten bisher nur für den statischen Fall angegeben werden. Berechnungen zur dynamischen Belastung fehlen bisher.

Die Aufgabenstellung dieser Arbeit ist es, eine elektromyographische Funktionsanalyse der Muskeln der Rotatorenmanschette und des M. biceps brachii am bewegten Schultergelenk eines gesunden Kollektivs durchzuführen. Gleichzeitig erfolgten dynamometrische und goniometrische Messungen zur Berechnung der entwickelten Muskelkraft und zur Messung der dabei erreichten Gelenkstellung. Die Muskelfunktion qualifizierende Elektromyographie und die Kraft quantifizierende Dynamometrie bilden die Voraussetzung für eine physikalische Beschreibung der Funktion der Rotatorenmanschette und der langen Bizepssehne unter dynamischen Bedingungen. Mit Hilfe dieser Normalwerte sollte eine vergleichende Berechnung des Kraft- und Bewegungsverlustes bei Rupturen der Rotatorenmanschette ermöglicht werden.

Schließlich soll diese Untersuchung dazu dienen, die biomechanische Funktion der Schultermuskulatur weiter aufzuklären und darauf basierend dem Chirurgen Hinweise für eine funktionsgerechte Wiederherstellung der Rotatorenmanschette und der langen Bizepssehne an die Hand zu geben.

P. Habermeyer

Vorwort

Die große Anfälligkeit des Schultergelenkes für eine Verrenkung hat schon viele Autoren
veranlaßt, sich mit der Behandlung dieser Verletzung bzw. Erkrankung zu befassen.
Zeugnis dafür ist die hohe Anzahl von veröffentlichten Operationsmethoden. Es ist aber
bisher nicht gelungen, ein Operationsverfahren zu finden, mit dem in allen Fällen die
Heilung erzielt werden konnte. Ursache dafür ist die uneinheitliche Genese der Schulterluxation. Es ist offensichtlich, daß zwischen einer Erstluxation, die durch ein schweres
Trauma verursacht worden war, und einer Erstluxation, die als Folge eines Bagatelltrau-
mas auftrat, ein Unterschied in Ätiologie und Pathogenese bestehen muß. Es war daher
naheliegend, nach primären luxationsbegünstigenden Faktoren in der knöchernen,
knorpeligen, kapsulären und z.T. auch in der muskulären Komponente des Schultergelenkes zu suchen. Die Auffindung solcher destabilisierender Faktoren sollte dazu beitra-
gen, ein kausales therapeutisches Vorgehen zu ermöglichen. Nur auf der Basis eines dif-
ferenzierten Vorgehens, welches die zugrundeliegende Ursache berücksichtigt, ist das
Behandlungsziel Rezidivfreiheit bei vollständig wiederhergestellter Funktion zu erreichen.

H. Resch

Inhaltsverzeichnis

Die vordere Instabilität des Schultergelenks

Isokinetische Kräfte am Glenohumeralgelenk

P. Habermeyer

I Einleitung

Keine anderen Sehnen des menschlichen Körpers sind so sehr dem degenerativen Verbrauch und der spontanen Ruptur ausgesetzt wie die Sehnen der Rotatorenmanschette und des M. biceps brachii. Neben den chronischen, gewinnen auch die akuten Schädigungen im Bereich der Schulter zunehmend an Bedeutung. Verkehrs-, Sport- und Arbeitsunfälle führen bei einer vorbestehenden Schadensanlage und aufgrund der spezifischen Mechanik des Schultergelenks zu typischen Läsionen im Bereich der Rotatorenmanschette und der langen Bizepssehne.

Die unabdingbare Voraussetzung für eine exakte Diagnostik und gezielte Therapie solcher pathologischen Veränderungen der Schulter ist neben der Kenntnis der Ursachen ein präzises, detailliertes Wissen über Anatomie, Physiologie und Biomechanik der gesunden Schulter. Die z. T. noch aus dem letzten Jahrhundert stammenden Kenntnisse der Anatomie und Mechanik des Schultergelenks faßte Codman [16] in seinem 1934 in Boston erschienenen und in der Weltliteratur ersten Buch zur Chirurgie des Schultergelenks zusammen. Die Forschungsergebnisse waren noch ohne den Einsatz heute gebräuchlicher moderner Techniken gewonnen worden, sie. behalten aber noch bis heute z. T. Gültigkeit.

Das „neue Zeitalter in der Schulterforschung" beginnt mit der umfassenden Studie von Inman [40]. Zum ersten Mal wurden in dieser Arbeit intramuskuläre Elektromyogramme von den verschiedenen in Schulterbewegungen involvierten Muskeln registriert. Zusätzlich bediente sich Inman der vergleichenden Anatomie und der phasenweisen Röntgendarstellung von Bewegungen.

Die ständige Weiterentwicklung und Verbesserung der Techniken und der Einsatz moderner Methoden haben seither immer neue Erkenntnisse über Funktion und Biomechanik der einzelnen Komponenten des Schultergürtels erbracht. Die ausführlichen elektromyographischen Experimente von Basmajian u. DeLuca [4] führten neben einer revolutionären Fortentwicklung der EMG-Technik zu detaillierten Daten über das Aktivitätsverhalten aller an Schulterbewegungen beteiligten Muskeln. Aufbauend auf diesen Studien und in Kombination mit exakten röntgenographischen Bewegungsanalysen, insbesondere der Abduktion, gelang es Poppen u. Walker [63], mathematische Gesetzmäßigkeiten der Gelenkfunktion zu formulieren. Die während der Abduktion errechneten Kräfte am Glenohumeralgelenk waren für den isometrischen, d. h,. statischen Fall berechnet worden.

Die während einer Bewegung des Arms auftretenden Belastungen und die zu ihrer Überwindung notwendigen Kräfte konnten bisher nur annäherungsweise angegeben werden [36]. Es geht um die Beantwortung der Frage, wie bei Bewegung die Muskeln der Rotatorenmanschette arbeiten, welche Kräfte sie dabei entwickeln und wie im Falle einer Rotatorenmanschettenruptur das Arbeitsverhalten und die Kraftentwicklung gestört werden. Dem Kliniker standen bis dato keine Methoden zur Verfügung, die Läsionen der Rotatorenmanschette in ihrer pathomechanischen Auswirkung exakt physikalisch zu berechnen. Darüber hinaus fehlen vergleichbare Werte bei bewegtem und un-

4

versehrtem Schultergelenk, d. h. in vivo. Während die statische Belastung des Schultergelenks unter Anwendung der Newton-Gesetze der Mechanik und mit Hilfe von EMG-
Studien berechnet worden sind [11, 63] fehlen bisher Berechnungen zur dynamischen Belastung.

Für eine Funktions- und Kraftanalyse des bewegten Schultergelenks bedarf es der
Elektromyographie zur qualitativen Erfassung der Wirkungsweise einzelner Muskeln,
der Drehmomentmessung zur Registrierung der Bewegungskräfte und der Goniometrie
zur Aufzeichnung der Winkelstellung des bewegten Segments. Um einheitliche und reproduzierbare Werte zu bestimmen, muß die willkürlich auftretende Maximalkraft dahingehend vereinheitlicht werden, daß sie bei konstanter Geschwindigkeit gemessen
wird, d. h. variable Beschleunigungskräfte vermieden werden. Gleichzeitig hat die Bewegung in einer definierten und vorgegebenen Richtung zu erfolgen, anderenfalls würde
eine veränderte Kraftrichtung dynamometrische Abweichungen ergeben. Die Kombination von EMG-Untersuchungen und Kraftmessung mit einem isokinetischen Testgerät
gibt uns erstmals die Möglichkeit, die in vivo auftretenden dynamischen Kräfte am
Schultergelenk zu untersuchen. In unserem Versuchsaufbau gingen wir von 2 verschiedenen Ansätzen aus. Aus dem Integral der EMG-Signale wurde die Muskelaktivität bestimmt und daraus die relativen Muskelkräfte berechnet. Die Messung des Drehmoments gestattete eine dynamische Kraftbestimmung. Unter Anwendung der Newton-
Gesetze der Mechanik ließen sich quantifizierbare mechanische Kraftbestimmungen
durchführen.

Die elektromyographischen und dynamometrischen Untersuchungen am gesunden
Schultergelenk waren die Basis für eine vergleichende Untersuchung zur Evaluation der
dynamischen Veränderungen bei Rupturen im Bereich der Rotatorenmanschette. Es gilt,
den dabei entstehenden Kraftverlust zu quantifizieren.

Die Aufgabenstellung der vorliegenden Arbeit war es, eine elektromyographische
Funktionsanalyse der Muskeln der Rotatorenmanschette und des M. biceps brachii am
bewegten Schultergelenk eines gesunden Kollektivs durchzuführen. Gleichzeitig erfolgten dynamometrische und goniometrische Messungen zur Berechnung der entwickelten
Muskelkraft und zur Messung der dabei erreichten Gelenkstellung. Die muskelfunktion-
qualifizierende Elektromyographie und die kraftquantifizierende Dynamometrie bilden
die Voraussetzung für eine physikalische Beschreibung der Funktion der Rotatorenmanschette und der langen Bizepssehne unter dynamischen Bedingungen. Mit Hilfe dieser
gefundenen Normalwerte sollte eine vergleichende Berechnung des Kraft- und Bewe-
gungsverlusts bei Rupturen der Rotatorenmanschette ermöglicht werden.

Schließlich sollte diese Untersuchung dazu dienen, die biomechanische Funktion der
Schultermuskulatur weiter aufzuklären und darauf basierend Hinweise für eine funktionsgerechte Wiederherstellung der Rotatorenmanschette und der langen Bizepssehne
dem Chirurgen an die Hand zu geben.

II Theoretische Grundlagen

1 Kraft – Definition und physikalische Grundlagen

Bei der Definition des Begriffs Kraft unterscheidet man Kraft als motorische Eigenschaft und Kraft als physikalische Größe. Verursacht die Kraft als physikalische Größe F eine Änderung des Bewegungszustands eines Körpers, sprechen wir von dynamischer Wirkung, wobei die Kraft aus der bewegten Masse (m) und der Beschleunigung (a) dieser Masse berechnet werden kann ($F = m \cdot x \cdot a$). Die Kraft F als physikalische Größe kann durch den Betrag, die Richtung ihrer Wirkung und den Angriffspunkt vollständig bestimmt werden [71].

Bei der Kraft als motorischer Eigenschaft des Menschen unterscheidet man die Fähigkeit der Muskulatur zur Entwicklung von dynamischer und statischer Kraft. Als statische Kraft bezeichnet man die Fähigkeit der Muskulatur, sich gegen einen Widerstand zu kontrahieren, ohne daß sich Ansatz und Ursprung des Muskels annähern (statische Arbeitsweise). Unter dynamischer Kraft verstehen wir die Fähigkeit der Muskulatur, einen Widerstand zu überwinden, wobei sich der Muskel verkürzt (konzentrische, isokinetische Arbeitsweise) oder einem Widerstand nachgebend entgegenzuwirken (exzentrische Arbeitsweise), wobei der Muskel dann entgegen seiner Arbeitsrichtung gedehnt wird.

Die beim Menschen physikalisch meßbaren Kraftgrößen als Resultat der motorischen Fähigkeit zur Kraftentfaltung sind ihrerseits wiederum Ergebnis von morphologischen und neurophysiologischen Einflußgrößen. So ist eine maximale Muskelspannung das Resultat der Rekrutierung, d. h. der Aktivierung aller motorischen Einheiten und damit aller Muskelfasern und der Frequenzierung, d. h. der von den motorischen Einheiten momentan maximal verarbeitbaren Innervationsfrequenz. Die Maximalkraft wird durch den physiologischen Querschnitt des Muskels, die Muskelfaserzusammensetzung und die willkürliche Aktivierungsfähigkeit begrenzt. Es ist bekannt, daß Normalpersonen bei willkürlicher Kontraktion nur etwa 70% ihres absolut verfügbaren Kraftpotentials willkürlich aktivieren können. Als autonom geschützte Reserve [71] bezeichnet man das dem willkürlichen Zugriff nicht verfügbare Kraftpotential. Es hat sich gezeigt, daß bei intensiver elektrischer Stimulation am Nerv selbst 30–40% höhere Kraftwerte erreicht werden als bei willkürlicher Maximalkontraktion [39].

Unterschiedliche Angaben finden sich zu maximalen Kraft quergestreifter Muskulatur. Während Fick [27] einen Wert von 10 kg/cm^{-2} mißt, errechnet Morris [55] 9,2 kg/cm^{-2} für Männer und 7,1 kg/cm^{-2} für Frauen. In einer neueren Untersuchung [38] ergibt sich ein alters- und geschlechtsunabhängiger Wert von 4,7 kg/cm^{-2}.

Das Verfahren zur Messung der Maximalkraft muß die Arbeitsweise des Muskels berücksichtigen. Konzentrische Maximalkraftwerte sind 10–15% niedriger als die isometrischen Maximalkraftwerte. Exzentrische Maximalkraftwerte variieren in Abhängigkeit vom Trainingsniveau und liegen zwischen 5–40% über der isometrischen Maximalkraft [73].

6

Als weitere Einflußgröße auf die Maximalkraft muß der Zeitfaktor gerechnet werden. Bei der Erstellung von Kraft-Zeit-Kurven fällt auf, daß mit Zunahme der Geschwindigkeit (Verkürzungsgeschwindigkeit) die Maximalkraft sinkt. Mit wachsender Verkürzungsgeschwindigkeit des Muskels wird die Kontaktzeit des Aktin-Myosin-Komplexes immer kürzer und somit die Kraftentfaltung immer geringer [19, 37]. Die Maximalkraft an einem bewegten Gelenkabschnitt beträgt bei einer Winkelgeschwindigkeit von 300°/s nur 25% des Wertes der maximal möglichen Kraftentwicklung bei einer statischen Belastung am unbewegten Gelenk [25]. Zur Krafttestung bei konzentrischer Kraftentfaltung sind langsame Bewegungsgeschwindigkeiten zwischen 45 und 60°/s geeignet, da sie einen harmonischen und reproduzierbaren Kurvenverlauf garantieren.

Neben der Kraft als motorische Eigenschaft muß die Muskelmechanik gestellt werden. Die Muskelmechanik wird bestimmt vom physiologischen Muskelquerschnitt (Gesamtquerschnittsfläche aller Muskelfasern), von der Hubhöhe, welche der Muskelverkürzung entspricht und von der Länge der Fasern und dem Fiederungswinkel abhängig ist, sowie vom Drehmoment. Letzteres ist das Produkt aus Muskel-Sehnen-Kraft und virtuellem Hebelarm, welcher als senkrechter Abstand der Hauptlinie (Zugrichtung des Muskels) vom Drehpunkt des Gelenks zu verstehen ist.

2 Kraftmessung isolierter Gelenkbewegungen

Bei der Kraftentwicklung über einen bestimmten Bewegungsradius sind v. a. 3 Parameter von Wichtigkeit:

- Drehmoment D (Nm)
- Geschwindigkeit v (°/s)
- Winkelstellung (°)

Diese 3 Parameter sind variable Größen. Das Drehmoment ändert sich in Abhängigkeit von der physiologischen Veränderung des Hebelarms am Muskel-Skelett-System und in Abhängigkeit von der Bewegungsgeschwindigkeit v. Die Geschwindigkeit v kann aufgrund des verfügbaren Drehmoments geändert werden. Die Winkelstellung verändert sich ständig im Bewegungsablauf.

Für die physikalische Messung der Kraft bei isolierter Gelenkbewegung muß einer der 3 Parameter konstant gehalten werden. Eine Meßeinrichtung, welche das Drehmoment konstant halten könnte, ist technisch schwierig realisierbar und in dieser Art nicht bekannt. Somit verbleiben 2 variable Parameter, welche zu Testzwecken unverändert gehalten werden können:

1. Die Winkelstellung bleibt konstant. In diesem Fall ist die Geschwindigkeit gleich Null. Es erfolgt keine Bewegung, die Kraft wird isometrisch erzeugt. Die Messung ist statisch.

2. Die Geschwindigkeit v bleibt konstant. Die Kontrolle der Geschwindigkeit kann praktisch nur maschinell durch sog. isokinetische Systeme durchgeführt werden. Bei dieser Methode ist es möglich, über den gesamten Bewegungsweg in entsprechender, d. h. gleichbleibender Geschwindigkeit, das maximal mögliche Drehmoment zu entwickeln. Die Messung ist dynamisch.

2.1 Isokinetische Kraftmessung

Isokinetische Kraftmessung mit sog. isokinetischen Systemen dient der fortlaufenden Aufzeichnung der Kraftentwicklung anhand des Drehmoments bei konstanter Gelenkbewegung. Physikalisch wird das Drehmoment D (Nm) als Produkt von Kraft F (N) und Hebelarm l (m) angegeben. Das am Dynamometer des isokinetischen Testsystems elektronisch registrierte Drehmoment entspricht der am Hebelarm einwirkenden maximalen Kraft des untersuchten Gelenkabschnitts. Bei Angabe isokinetischer Kräfte wird jenes Drehmoment verstanden, welches unter maximaler Kraftanstrengung bei konstanter Winkelgeschwindigkeit von einer Extremität erreicht wird.

Das Prinzip der isokinetischen Kraftmessung beruht darin, daß in Abhängigkeit vom Gelenkwinkel eine maschinelle Widerstandsveränderung erfolgt, wodurch die Bewegungsgeschwindigkeit konstant gehalten wird. Das isokinetische Gerät produziert Widerstand, sobald am Hebelarm durch die Testperson die gewählte Geschwindigkeit erreicht wird. Der vom isokinetischen Testgerät produzierte Widerstand ist proportional zur eingesetzten Kraft am Hebelarm, an jedem Punkt des Bewegungsbereichs und in beiden Bewegungsrichtungen, wodurch eine Bewegungsumkehr erlaubt ist. Wird die Geschwindigkeit von der Testperson unterschritten, bleibt der Widerstand am Hebelarm aus. In Schwerkraftrichtung wird die Bewegung durch die Geschwindigkeitskontrolle des Dynamometerhebels gebremst, d. h. der Arm gleitet ohne exzentrische Bremsarbeit nach unten.

Ein isokinetisches Kraftmeßsystem weist zusammengefaßt folgende Möglichkeiten auf:

1. Messung des maximal erreichbaren Drehmoments eines bewegten Gelenkabschnitts bei konstanter Geschwindigkeit über einen vorgegebenen Winkelbereich.
2. Durch Akkommodierung des Widerstands am Hebelarm kommt es über den gesamten Bewegungsbereich zu einer maximalen Belastung des zu überprüfenden Gelenkabschnitts ohne Belastungsspitzen.
3. Durch die kontrollierte, d. h. konstante Bewegungsgeschwindigkeit am Dynamometerhebel entsteht keine Beschleunigung.

Um sich den Wirkungsmechanismus des isokinetischen Testsystems „bildlich" vorstellen zu können, sind die Bewegungen am Dynamometerhebel denen im Wasser vergleichbar.

3 Grundlagen der Elektromyographie

Für das Verständnis der Funktionsweise der intramuskulären Elektromyographie sowie für die Beurteilung und Wertung der Ergebnisse ist die Physiologie des Skelettmuskels eine wichtige Basis.

3.1 Physiologie des Skelettmuskels

Die für die Muskelfunktion verantwortlichen Bestandteile der Skelettmuskelzelle sind die sog. kontraktilen Proteine, Aktin und Myosin. Das Zusammenspiel beider Kompo-

8

nenten während der Muskelkontraktion kann anhand der Theorie von Huxley [37]
erklärt werden.
Die einzelnen Moleküle von Aktin und Myosin lagern sich zu unterschiedlich dicken
Myofilamenten zusammen. Die Unterschiede ergeben sich aus den verschiedenen Mole-
kulargewichten der Proteine: Aktin 42.000 und Myosin 500.000. Mehrere dieser Myofi-
lamente sind regelmäßig angeordnet und zu kontraktilen Myofibrillen zusammengefaßt.
Aus den morphologischen Bausteinen der Myofibrillen geht die funktionelle Einheit des
Skelettmuskels, das Sarkomer, hervor. Es ist ein etwa 2,5 µm langer Abschnitt der einzelnen Myofibrille. In der Mitte eines Sarkomers befinden sich parallel gelagerte bipolare
Myosinfilamente, deren Länge etwa 1,6 mm beträgt. In der lichtmikroskopischen Einteilung des Sarkomers imponieren sie als anisotrope A-Bande. Zu beiden Seiten schließen
sich die dünneren Filamente des Aktins an, die z. T. mit den Myosinfilamenten über-
lappen. Die Bereiche, in denen ausschließlich Aktinfilamente vorliegen, werden als
I-Banden, die nur von Myosinfilamenten aufgebauten Abschnitte als H-Banden bezeichnet. Die Mitte der I-Bande, die sog. Z-Scheibe, dient als Abgrenzung der Sarkomere gegeneinander. An der Z-Scheibe sind gegenüberliegend die Aktinfilamente zweier Sarkomere befestigt.
Die Kontraktion eines Muskels entspricht einer Verkürzung im Bereich des Sarkomers. Dabei schieben sich die dünneren Aktinfilamente über die Filamente aus Myosin;
die Abschnitte freien Aktins und Myosins (I- und H-Banden) verkürzen sich zugunsten
der Überlappungszonen aus Filamenten beider Proteinbausteine. Die maximale Verkürzung ist erreicht, wenn die Aktinfilamente von 2 benachbarten Z-Scheiben in der Mitte
eines Sarkomers aufeinanderstoßen.
Im molekularen Bereich entspricht das Übereinandergleiten der Filamente dem
Knüpfen und Lösen chemischer Bindungen zwischen einem Myosinköpfchen und dem
benachbarten Abschnitt des Aktinfilaments. Diese Verbindung ist zeitlich limitiert.
Die ausgebildeten, elastischen Brücken zwischen Aktin- und Myosinfilamenten sind
bei konstanter Sarkomerlänge im Fließgleichgewicht, d. h. die Bilanz von Neuknüpfun-
gen und Auflösungen der sog. Cross-bridges ist ausgeglichen. Die Summation der beste-
henden Verbindungen auf molekularer Ebene ergibt die Kraft des Muskels. Dabei sind
etwa 1012 gleichzeitig ausgebildete Cross-bridges erforderlich, um 1 N Muskelkraft zu
entwickeln.

3.2 Elektrische Erregung – Elektromechanische Koppelung

Eine motorische Einheit besteht aus einem Motoneuron und den von ihm innervierten
Muskelfasern. Das Aktionspotential des Neurons wird an der neuromuskulären End-
platte auf die Muskelfaser übertragen. Diese Reizung bewirkt über eine Erregung der
Zellmembran ein Muskelaktionspotential, dessen Ausbildung erst ab einer bestimmten
Reizschwelle erfolgt und dem Alles-oder-Nichts-Gesetz gehorcht. Die Fortleitung des
Aktionspotentials erfolgt im Rahmen der elektromechanischen Koppelung über das
transversale Tubulussystem in das Innere der Muskelzelle bis hin zum longitudinalen
System und den Terminalzysternen. Dort kommt es aufgrund des elektrischen Reizes zu
einer Kalziumfreisetzung. Die Ionen treten in Wechselwirkung mit Tropomyosin und
bewirken somit indirekt die Ausbildung einer Querbrücke zwischen dem Aktin- und dem
Myosinfilament.

Zwischen der Frequenz der Aktionspotentiale und der Kontraktionskraft des Muskels besteht ein proportionaler Zusammenhang. Durch eine sehr schnelle Reizfolge kommt es zu einer Verschmelzung von Einzelzuckungen zum Tetanus, einer Dauerkontraktion, wie sie bei normalen Bewegungen auftritt. Die Aufrechterhaltung der Dauerkontraktion wird neuronal durch eine erhöhte Impulsrate der Aktionspotentiale bewirkt.

Größe und Anzahl der motorischen Einheiten des einzelnen Muskels sind variabel und für die Kraftkontrolle entscheidend. Durch Rekrutierung motorischer Einheiten wird die Muskelkraft reguliert. Je kleiner die einzelne Einheit und je mehr Einheiten pro Muskel, desto feiner läßt sich die Kraft des Muskels regulieren.

3.3 Kinesiologische Elektromyographie

Die Elektromyographie ist die Methode zur Registrierung von Muskelaktionspotentialen durch direkt in den Muskel implantierte Drahtelektroden oder durch Oberflächenelektroden, die auf der Haut über dem abzuleitenden Muskel befestigt werden.

Die intramuskulären Draht- oder Nadelelektroden liefern extrazelluläre EMG-Ableitungen. Die dabei erfaßten Aktionspotentiale sind Summenpotentiale aller gleichzeitig depolarisierenden Muskelfasern einer motorischen Einheit, die in unmittelbarer Nachbarschaft der ableitenden Elektrodenspitze liegen. Das Aktionsverhalten weiter entfernt liegender motorischer Einheiten des gleichen Muskels kann durch intramuskuläre Elektroden nicht bestimmt werden.

Das mit Hilfe von Oberflächenelektroden abgeleitete und integrierte elektrische Aktivitätsmuster berücksichtigt eine größere Anzahl von motorischen Einheiten des Muskels. Es ist somit besser geeignet, die Funktion des Gesamtmuskels nach dem Aktivitätsverhalten zu beurteilen [4].

Der Einsatz von Oberflächenelektroden kommt für tiefergelegene Muskeln (z. B. M. subscapularis) nicht in Betracht. Die Überlagerung mit Aktivitäten benachbarter Muskeln läßt sich im EMG nicht von der Eigenaktivität eines Muskels subtrahieren. Die intramuskuläre Elektromyographie bietet in diesem Fall bessere Möglichkeiten, Aussagen über die Kraftregulation im Muskel durch Modulation der Aktionspotentialfrequenz zu treffen.

Aus dem Integral der elektromyographischen Signalparameter eine quantitative Aussage über Muskelkraftentwicklung abzuleiten, ist unzulässig. Nur unter isometrischen Verhältnissen besteht zwischen der elektromyographischen Aktivität eines Muskels und dem Spannungszustand eine direkte Linearität [8, 51]. Bei konstanter Geschwindigkeit der Muskelverkürzung (isokinetisch) verhält sich die elektrische Muskelaktivität direkt proportional zur Muskelspannung [8]. Unter diesen Voraussetzungen ist es statthaft, im Rahmen einer kinesiologischen Elektromyographie [10] qualitative Muskelaktivierungsmuster zur Präzisierung des dynamischen Modells eines betrachteten Bewegungsablaufs zu verwenden.

4 Funktionelle Anatomie der Schulter

Schultergürtel und Schultergelenk bilden zusammen die Schulter. Nur durch die Zusammenschau und gemeinsame Betrachtung der Skelettelemente und ihrer Verbindungen, den Kapsel-Band-Strukturen, sowie der Muskulatur läßt sich die komplexe Funktionsweise der Schulter begreiflich machen. Es gilt, die für das Verständnis der an der Schulter wirkenden Kräfte notwendigen anatomischen Grundlagen zu erläutern.

4.1 Schultergürtel

Schulterblatt und Schlüsselbein bilden zusammen mit dem medialen und lateralen Schlüsselbeingelenk den Schultergürtel. Die beiden Schlüsselbeingelenke sind funktionell Kugelgelenke. Der große Bewegungsspielraum, den die durch Muskelschlingen an der Thoraxwand befestigte Skapula besitzt, hat dazu geführt, daß man zwar nicht im anatomischen, jedoch im physiologischen Sinn von einem „Schulterblatt-Thorax-Gelenk" spricht [47]. Die Verbindungen des Schultergürtels erlauben [30]:

- Anheben und Senken des Schultergürtels in der Frontalebene (Verschiebungen des Schulterblatts in der Vertikalen parallel zur Wirbelsäule)
- Vor- oder Zurücknehmen der Schulter (ventrolaterale oder dorsomediale Verschiebung des Schulterblatts in einer Horizontalebene)
- Rotation des Schulterblatts um die Längsachse der Klavikula, wobei etwa 40° der Bewegung im lateralen und etwa 20° im medialen Schlüsselbeingelenk erfolgen
- Schwenkungen des unteren Schulterblattwinkels um horizontale Achsen durch das Akromioklavikulargelenk
- Flügelbewegungen des Schulterblatts um eine vertikal durch das laterale Schlüsselbeingelenk verlaufende Achse (z. B. bei der Scapula alata)

Die Schwenkbewegungen des unteren Skapulawinkels werden durch den „Drehpunkt" des Schulterblatts festgelegt. Das Rotationszentrum der Skapula wandert bei der Elevation des Arms. Zwischen 0° und 30° Elevation befindet sich der Drehpunkt in der unteren Hälfte der Schulterblattmitte. Ab 60° aufwärts bewegt sich das Rotationszentrum in Richtung auf das Glenoid [6]. Bei der Schwenkbewegung der Skapula kommt der Angulus inferior scapulae um bis zu 60° nach lateral. Gleichzeitig wird dabei die Cavitas glenoidalis schräg nach oben gerichtet. Diese durch die Drehbewegung der Skapula erreichte Stellungsänderung der Schultergelenkpfanne ist Voraussetzung für die Elevation des Arms über die Horizontale [64].

Die Drehung des Schulterblatts um die Längsachse der Klavikula wurde von Poppen u. Walker [62] so interpretiert, daß der Angulus superior vom knöchernen Thorax wegkippt, wohingegen der Angulus inferior sich dem Thorax nähert („Twisting"). Gleichzeitig kommt es zu einer Schrägstellung des Processus coracoideus nach oben, bei nahezu unveränderter Position des Akromions. Dies führt zu einer Erweiterung des subakromialen Raums unterhalb des Fornix humeri. Insgesamt beträgt die Drehung („Twisting") des Schulterblatts 40° [62].

Bei den sog. Flügelbewegungen [30] des Schulterblatts um eine vertikal durch das laterale Schlüsselbeingelenk verlaufende Achse wird der mediale Skapularand vom Thorax abgehebelt oder an die Brustwand angedrückt. Der Bewegungsumfang beträgt etwa 50°.

Die komplizierte Kinematik des Schulterblatts ist seiner Funktion untergeordnet. So dient die Rotation des Skapula der Vergrößerung des Bewegungsumfangs des Arms, die Schwenkung des Schulterblatts verhindert ein Anstoßen des Akromions an das Tuberculum majus des Oberarms bei der Abduktion, das „Twisting" des Schulterblatts führt zu einer Erweiterung unterhalb des Fornix humeri; schließlich sorgt die Rotation des Schulterblatts dafür, daß ein konstantes Kraft-Längen-Verhältnis der am Schulterblatt inserierenden Muskulatur eingehalten wird.

4.2 Schultergelenk

Die artikulierenden Skelettelemente des Schultergelenks sind Caput humeri und Cavitas glenoidalis scapulae. Die flache Gelenkpfanne entspricht in ihrem Krümmungsradius im Bereich ihres größten Querdurchmessers dem Doppelten des Caput humeri, welches einen Radius von etwa 2,5 cm aufweist und eine nahezu kugelige Gelenkoberfläche besitzt. Die Gelenkfläche des Caput humeri ist etwa 3- bis 4mal größer als die der Cavitas glenoidalis. Im Bogenmaß beträgt die Ausdehnung der Gelenkflächen in der Frontalebene beim Humeruskopf etwa 140°, bei der Gelenkpfanne 80°. In der Horizontalebene wird das Caput humeri ein Mittelwert von 134°, für die Cavitas glenoidalis von 57° angegeben [64].

Große Bedeutung für die freie Beweglichkeit der Schulter hat das „subakromiale Nebengelenk". Es besteht aus den Bursae subacromialis und subdeltoidea. Die häufig miteinander verschmolzenen Schleimbeutel bilden im „subakromialen Nebengelenk" einen Gleitspalt. In ihm gleiten bei Elevation des Arms über die Horizontale der von der Supraspinatussehne bedeckte proximale Teil des Humeruskopfes sowie das Tuberculum majus humeri unter dem Schulterdach in die Fossa supraspinata.

Die Bewegungsrichtung wird von der Form der Gelenkflächen sowie der Anordnung der Muskeln und Bandstrukturen bestimmt. Bewegungsmöglichkeiten im „kraftschlüssigen" Schultergelenk bestehen um beliebig viele Achsen. Sie ergeben sich aus der Kombination von Bewegungen um die 3 Hauptachsen:

— Ante- oder Retroversion (Flexion oder Extension): Hebung des Arms nach vorne oder hinten senkrecht zur Abduktionsebene um eine in der Frontalebene liegende Hauptachse.
— Abduktion oder Adduktion: Hebung des Arms um eine in der Sagittalebene liegende Hauptachse senkrecht zur Beugeachse.
— Innen- oder Außenrotation: Drehung des Arms um die Längsachse des Humerus.

Als „physiologische" Ebene für die Elevation wird nicht die Frontalebene, sondern die „Skapularebene" angegeben [28, 45, 66]. Die Skapularebene (im 30°-Winkel zur Frontalebene) ist die Ebene, welche in Neutral-0-Stellung [20] durch das Schulterblatt gelegt wird und in der die Elevation des Arms erfolgt. Bei Bewegungen des Arms in der Skapularebene kommt es zu keinerlei Torsion der Gelenkkapsel; deswegen wird diese Ebene als „physiologische" Elevationsebene angegeben.

4.3 Skapulohumeraler Rhythmus

Die Bewegungsrichtung im Schultergelenk wird einmal durch die Resultierende der angreifenden Kräfte und zum anderen durch physikalische Determinanten der Skelettelemente bestimmt. Die physikalischen Determinanten sind die Rotationszentren von Skapula und Humerus sowie der mit diesen in Zusammenhang stehende skapulohumerale Rhythmus.

Der Begriff skapulohumeraler Rhythmus geht auf den Vater der modernen Schulterchirurgie Codman [16] zurück.

Unter skapulohumeralem Rhythmus versteht man die Summe der Bewegungen im Glenohumeralgelenk und der Verschiebung des Schulterblatts auf dem Thorax. Er ist ein Maßstab für das Bewegungsverhältnis zwischen Humerus und Skapula bei der Abduktion bzw. Elevation. Die Winkelverschiebungen zwischen Humerus und Skapula werden durch den Quotienten zweier Winkel festgelegt. Der glenohumerale Winkel ist der Winkel zwischen Humeruslängsachse und Glenoidfläche; der skapulothorakale Winkel ist der Winkel zwischen Glenoidebene und einer Y-Achse durch den Thorax in einer Vertikalebene.

Im Kreissegment von 0–30° Abduktion verhält sich die Skapula variabel [40], der Quotient zwischen glenohumeraler und skapulothorakaler Bewegung beträgt 4,3:1 [62], d. h. die Skapula beteiligt sich kaum an der Bewegung.

Anders ist das Verhalten zwischen 30° Abduktion und voller Elevation. Von verschiedenen Arbeitsgruppen wurden konstante, jedoch divergente Quotienten gefunden: 1,25:1 [62], 1,35:1 [28], 2,34:1 [68]. Als gültige Formel kann festgehalten werden, daß bei 3° Bewegung im Glenohumeralgelenk das Schulterblatt um 2° dreht [61].

Die charakteristische Bewegung eines Gelenks wird u. a. durch das Rotationszentrum bestimmt. Mit einem Rollmechanismus wurde die Bewegung des Humeruskopfes in der Pfanne beschrieben [24, 68]. Direkte röntgenologische Analysen der glenohumeralen Gelenkbewegung konnten diese Behauptung jedoch widerlegen [62]. Zu Beginn der Armelevation (0–30°) kommt es zu einem Kranialwärtsgleiten des Kopfes in der Pfanne von 3 mm Länge. Während der gesamten weiteren Elevation veränderte sich die Kontaktzone zwischen Humeruskopf und Pfanne nur noch in einem Bereich von 1 mm. Somit entspricht die Bewegung im Glenohumeralgelenk einem Roll-Gleitmechanismus.

Wie die Fläche des Gelenkkontakts bleibt auch das Rotationszentrum des Humeruskopfes relativ unverändert. Innerhalb von 6 mm um den geometrischen Kopfmittelpunkt liegt das durchschnittliche Rotationszentrum bei der Elevation [62].

4.4 Wirkung der Muskeln auf das Schultergelenk

Indem Muskeln Skelettelemente beschleunigen, bremsen und stabilisieren, können sie ein Gelenk selektiv bewegen sowie statisch und dynamisch stabilisieren. Die Wirkung auf das Gelenk ist stets Resultat der Arbeit mehrerer Muskelteile, im Falle des Schultergelenks der Schulter-, aber auch der Armmuskeln. Da bei normalem Bewegungsverlauf weder im Schultergelenk noch in den Schultergürtelgelenken eigenständige Bewegungen möglich sind, muß bei der Beschreibung des aktiven Bewegungsmusters der Schulter das Zusammenwirken von Schultergürtel-, Schultergelenk- und Armmuskeln aufgeführt werden.

Bei der isolierten Betrachtung der Wirkung der Muskeln und Muskelgruppen auf das Schultergelenk wird der Arm [30]:

- antevertiert (flektiert) durch das Zusammenwirken von akromialem und klavikulärem
  Teil des M. deltoideus, der beiden Köpfe des M. biceps brachii, des M. coracobrachia-
  lis, der klavikulären (und sternokostalen) Portion des M. pectoralis major und des
  M. supraspinatus, wobei die Mm. subscapularis, infraspinatus und teres minor die
  Beugebewegung geringgradig fördern;
- retrovertiert (extendiert) durch den kombinierten Einsatz des Grätenteils des M. deltoideus, der Mm. teres major und latissimus dorsi sowie – bei der Rückführung des an-
  tevertierten Arms bis zur Normalstellung – durch den langen Kopf des M. triceps
  brachii;
- abduziert durch die Pars acromialis des M. deltoideus, den M. supraspinatus und den
  langen Bizepskopf, wobei mit zunehmender Abduktion Teile des M. infraspinatus, des
  Schlüsselbein- und Grätenteils des M. deltoideus sowie – in geringem Maße – auch
  Teile des M. subscapularis und des M. teres minor die Bewegung unterstützen;
- adduziert durch die Mm. pectoralis major, teres major und latissimus dorsi sowie
  durch das Caput longum des M. triceps brachii, wobei die Mm. subscapularis, coraco-
  brachialis und der kurze Bizepskopf bei fortgeschrittener Adduktion geringgradig
  auch die Mm. infraspinatus, teres minor sowie die an Klavikula und Spina scapulae
  entspringenden Portionen des M. deltoideus mithelfen;
- einwärts rotiert durch die Mm. subscapularis, pectoralis major und biceps brachii,
  ergänzt durch die Wirkung der Mm. teres major, latissimus dorsi und der klavikulären
  Deltoideusportion;
- auswärts rotiert vornehmlich durch den M. infraspinatus, ferner durch den M. teres
  minor und den Grätenteil des M. deltoideus, wobei der lange Trizepskopf und der
  M. supraspinatus die Auswärtskreiselung unterstützen.

Auf Codman [16] geht der Begriff der Rotatorenmanschette zurück, welcher heute
unter Orthopäden und Traumatologen synonym für die Kapselspanner Mm. subscapularis, supraspinatus, infraspinatus und teres minor steht. Neben ihrer spezifischen
Wirkung – Innenrotation, Abduktion, Außenrotation (Adduktion) – antagonisiert die
Rotatorenmanschette die Wirkung des M. deltoideus. Inman [40], ein weiterer Pionier
bei der Erforschung der Schulterfunktion, prägte hierfür den Begriff der „force couple",
der die antagonistische Wirkungsweise zwischen Rotatorenmanschette und M. deltoideus erklärt. Aus biomechanischer Sicht stellt die Rotatorenmanschette eine „muskulotendinöse" Vergrößerung der Gelenkpfanne dar [34], wobei durch den Muskelzug der
Rotatorenmanschette zusammen mit der Gelenkkapsel, dem Labrum glenoidale und den
Ligg. glenohumeralia der Humeruskopf in konstantem Kontakt mit dem Glenoid gehalten wird [22].

5 Kräfte am Glenohumeralgelenk

Die an einem bewegten wie nicht bewegten Gelenk herrschenden Kräfte unterliegen der
Pauwels-Grundregel der Gelenkmechanik [60], welche besagt, daß nur dann Gleichgewicht an einem Gelenk herrscht, wenn sich alle Momente der Kräfte gegenseitig aufhe-
ben, d. h. „zu Null addieren". Bei der Betrachtung der Kräfte des Schultergelenks sind
das die Kräfte durch das Armgewicht, die Momente der den Arm bewegenden Muskeln
sowie Kompressions- und Schwerkräfte, welche den Gelenkschluß regulieren.

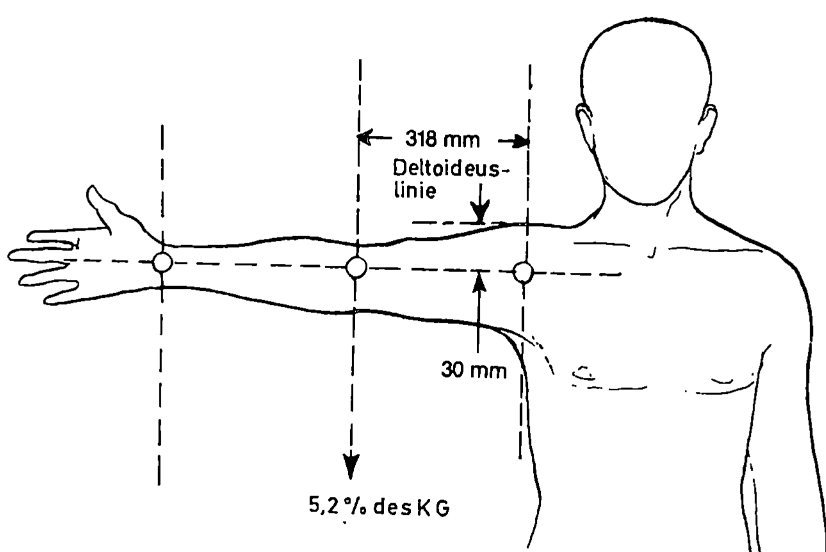

Abb. 1. Drehmoment des Arms

5.1 Drehmoment des Arms

Die Schwere des Arms erzeugt im Schultergelenk ein Drehmoment entsprechend der Formel

Drehmoment D (Nm) = Kraft F (N) · Hebelarm l (m).

Die Kraft F entspricht dem Armgewicht, es beträgt 5,2% des Körpergewichts [23].

Die Länge des Hebelarms l ergibt sich aus dem Abstand zwischen Mittelpunkt des Gelenks und Schwerpunkt des Arms und beträgt bei horizontal abduziertem Arm im Durchschnitt 318 mm [63]. Bei Veränderungen des Armwinkels ändert sich die Länge des Hebelarms und damit auch das Drehmoment (Abb. 1).

Das Armgewicht erzeugt im Schwerpunkt des Arms ein Drehmoment. Der Schwerpunkt des Arms besitzt zum Mittelpunkt des Gelenks einen Abstand von 318 mm. Der M. deltoideus besitzt einen Momentarm von 30 mm Länge [63].

5.2 Kompressions- und Scherkräfte am Glenohumeralgelenk

Die den Arm bewegenden Muskeln erzeugen im Glenohumeralgelenk Druck und Scherkräfte. Durch die Zugrichtung der Muskulatur entstehen Kraftvektoren, welche entweder senkrecht auf die Gelenkpfanne gerichtet sind (Kompressionskräfte) oder parallel zur Gelenkoberfläche (Scherkräfte). Die Kraftresultierende der Kompressions- und Scherkräfte gewährleistet den koordinierten Roll-Gleitmechanismus im Glenohumeralgelenk.

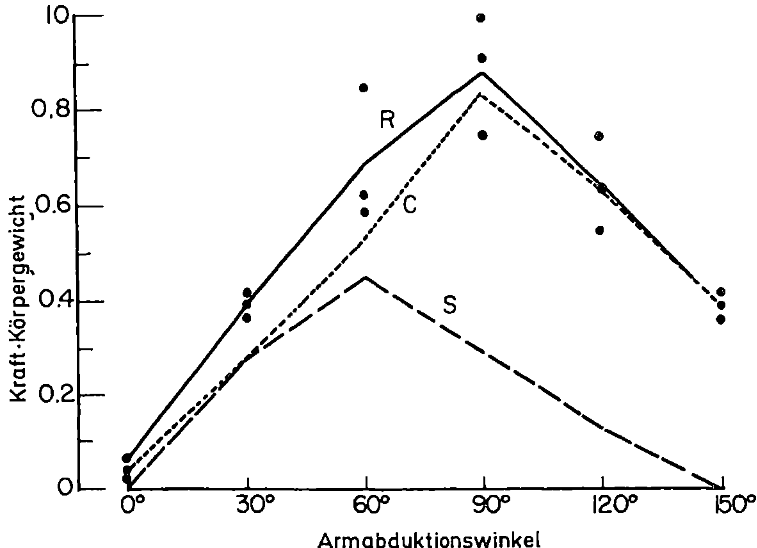

Abb. 2. Graphische Darstellung der Scher-(S), Kompressions-(C) und resultierenden (R) Kräfte am Glenohumeralgelenk unter statischen Bedingungen während der Abduktion [63]

Mit zunehmender Abduktion kommt es zu einer stetigen Zunahme der Scher- und Kompressionskräfte. Die resultierende Kraft aus beiden erreicht bei 90° Abduktion ihr Maximum und entspricht dem 0,89fachen Körpergewicht [63]. Bei der Elevation über 90° nehmen die Kräfte wieder ab und betragen bei 150° 40% des Körpergewichts.

Betrachtet man die Scherkräfte isoliert, nehmen sie ebenfalls mit steigender Abduktion zu, erreichen aber bereits bei 60° Abduktion ihr Maximum von 42% des Körpergewichts. Mit weiterer Zunahme des Armabduktionswinkels reduzieren sich die Scherkräfte wieder und sinken auf Null bei 150° Elevation [63] (Abb. 2).

Die resultierenden Gelenkkräfte verändern sich mit der Rotation des Humerus um seine Längsachse. In Innenrotation kommt es durch Veränderung der Anstellwinkel des M. deltoideus pars clavicularis und pars acromialis zu einer Zunahme der Scherkomponente. Bei 90° Abduktionsstellung des Arms und Innenrotation beträgt die Gelenkbelastung das 2fache von der in Außenrotation des Humerus. (Das sog. Impingementsyndrom, d. h. die Einengung des subakromialen Raums unterhalb des Fornix humeri verstärkt sich bei Innenkreiselung und Abduktion des Arms.)

Durch die Wirkung der gelenkresultierenden Kraft kommt es am Glenohumeralgelenk zu einem kraftschlüssigen Gelenkflächenkontakt, welcher sich auch in einer gleichmäßigen Spannungsverteilung äußert. Im Bereich der Gelenkpfanne finden sich zur subchondralen Kortikalis und damit zur axial einwirkenden Druckspannung senkrechtstehende Spongiosadrucktrabekel. Diese werden durch rechtwinklig kreuzende Zugtrabekel im mittleren Bereich der Cavitas glenoidalis kräftig unterstützt. Im spannungsoptischen Modellversuch [77] bestätigt die Verteilung der Isochromaten die Verdichtung der spongiösen Materialmenge im Bereich der Pfannenmitte.

5.3 Bewegungskräfte am Glenohumeralgelenk

Die Kraft F (N) eines Muskels ergibt sich aus dem Quotient von Drehmoment D (Nm) und Hebelarm d (m).

$$F\ (N) = \frac{D\ (Nm)}{d\ (m)}$$

Der Momentarm d (virtueller oder effektiver Hebelarm) entspricht der Senkrechten vom Drehpunkt auf den Kraftvektor des Muskels. Die Kraft eines Muskels ändert sich also mit der Größe des Momentarms d (Abb. 3). Mißt man den virtuellen Hebelarm eines Muskels bei verschiedenen Gelenkstellungen, können aus der Länge des Momentarms Rückschlüsse auf die mögliche Kraftentwicklung erfolgen. Die diesbezüglichen Literaturangaben schwanken erheblich bezüglich der Schultergelenkmuskulatur. Im Bereich von 0–120° Abduktion haben Pars acromialis und Pars clavicularis des M. deltoideus einen Momentarm von 28 mm, während die Pars spinalis erst oberhalb von 90° Elevation einen effektiven Momentarm entwickelt. Der entsprechende Wert des M. supraspinatus liegt bei 25,0 mm im Bereich von 0–120° Elevation. Die Mm. infraspinatus und subscapularis entwickeln erst bei 120° Elevation einen relevanten Momentarm von 5 (Infraspinatus) und 10 mm (Subskapularis) [36].

Eine weitere Möglichkeit der indirekten Kraftbestimmung besteht in der planimetrischen Ausmeßung des Muskelquerschnitts. Präzisiert wird diese Angabe durch die Bestimmung der sog. „cross sectional area" [63]. Darunter versteht man den Quotienten aus uniformer Muskelfaserlänge und Muskelvolumen. Durch Multiplikation dieses Quotienten mit dem Integral des abgeleiteten EMG-Signals gelingt eine weitere Bestimmungsgröße der Muskelkraft [63]. Multipliziert man nun das Produkt aus „cross sectional area" und EMG-Integral mit dem Momentarm des zu untersuchenden Muskels, ergibt sich eine weitere Möglichkeit, das Drehmoment eines Muskels zu berechnen [36].

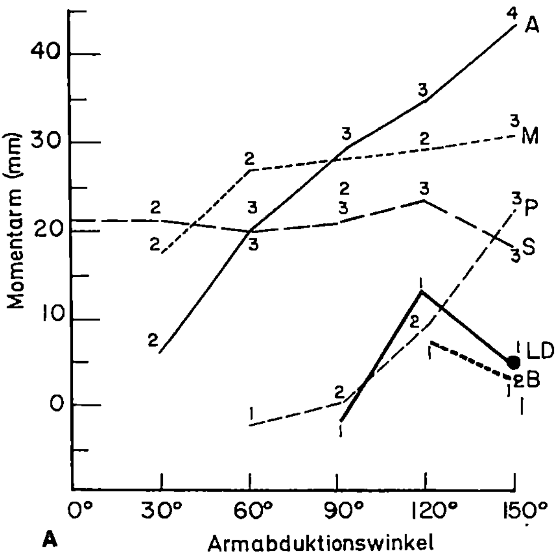

Abb. 3. Längenveränderung des Momentarms in Abhängigkeit von der Armabduktion unter Angabe der elektromyographischen Aktivität der untersuchten Muskeln [63] (A M. deltoideus pars clavicularis, M M. deltoideus pars acromialis, P deltoideus pars spinalis, S M. supraspinatus, LD M. latissimus dorsi, B M. subscapularis, 1-2-3-4 zunehmende EMG-Aktivität der abgeleiteten Potentiale)

III Methodik

1 Versuchspersonen

Wir gliederten die Versuchspersonen nach Geschlecht und Erkrankung in 3 Gruppen:
Im Kollektiv I sind 12 schultergesunde weibliche Probandinnen zusammengefaßt. Das
Kollektiv II besteht aus 11 schultergesunden Männern und Kollektiv III bezieht sich auf
26 männliche Patienten, bei denen klinisch, arthrographisch und sonographisch der
Befund einer Rotatorenmanschettenruptur erhoben worden war.

1.1 Kollektiv I (schultergesunde weibliche Probandinnen)

Die Aussagekraft der Untersuchungsergebnisse ist in hohem Maße abhängig von Versuchsaufbau und Durchführung. Dazu gehört bereits die Auswahl der Versuchspersonen.
Diese mußten eine Reihe von Kriterien erfüllen, die sie zur Teilnahme an den Experi-
menten qualifizierte. Es wurden insgesamt 12 weibliche Freiwillige für die Tests ausgewählt. Das Alter der Probandinnen lag zwischen 21 und 31 Jahren, im Durchschnitt bei
25,4 Jahren. Die Versuchsteilnehmerin war im Durchschnitt 1,70 m groß (Bereich von
163–178 cm) und wog 60,4 kg (56–65 kg). Alle Testpersonen waren Rechtshänderinnen.
Neben einem guten Allgemeinzustand wurde insbesondere eine „gesunde" Schulter zur
Voraussetzung gemacht: In der Anamnese durften sich keine Hinweise für ehemalige
Verletzungen, Luxationen, arthritische oder andere Beschwerden des Gelenks finden.
Die Ausübung eines Leistungssports oder eine Beschäftigung mit einer besonderen Beanspruchung der Muskulatur im Schulter-Arm-Bereich konnte ausgeschlossen werden.
Bei einer eingehenden, gründlichen klinischen Untersuchung des Schultergelenks sowie
der Muskulatur im Schulterbereich ergaben sich keine Anhaltspunkte für druck- oder be-
wegungsabhängige Schmerzen, eine Beeinträchtigung der Gelenkfunktion oder Schulter-
gelenkinstabilität. Alle untersuchten Probandinnen wurden vor Beginn der Experimente
eingehend über den Versuchsablauf, Risiken und evtl. auftretende Komplikationen un-
terrichtet und ihr schriftliches Einverständnis eingeholt.

Die elektromyographischen Untersuchungen wurden nur am Kollektiv I durchgeführt. Bei einer Pilotstudie hatte sich gezeigt, daß eine sichere Implantation der EMG-
Elektroden aufgrund des erheblich stärkeren Muskel- und Weichteilmantels bei männlichen Versuchspersonen wesentlich schwieriger und unsicherer zu erreichen war. Dies
traf besonders für die Punktion des M. subscapularis zu. Die anatomischen Gegebenhei-
ten ließen eine sichere Diskriminierung zwischen den Mm. infraspinatus und teres minor
nicht zu, so daß auf die Ableitung aus dem M. teres minor verzichtet werden mußte.

Eine elektromyographische Funktionsanalyse bei Defekt der Rotatorenmanschette
war nicht Gegenstand dieser Untersuchung, dieser Teilaspekt wird in einer späteren
Studie untersucht werden.

18

1.2 Kollektiv II (schultergesunde männliche Probanden)

Unter den wie unter 1.1 beschriebenen Voraussetzungen testeten wir ein männliches gesundes Kollektiv. Es handelte sich um 11 sportlich durchschnittlich aktive, schultergesunde Männer im Durchschnittsalter von 26,5 Jahren (Bereich von 23–31 Jahre). Die durchschnittliche Größe betrug 183 cm (Bereich 178–193 cm). Das Körpergewicht lag im Mittel bei 74,6 kg (Bereich 62–91 kg). Dieses männliche Vergleichskollektiv diente dazu, den Einfluß der Seitendifferenz auf Kraft und Bewegungsumfang von dominantem und nicht dominantem Arm zu überprüfen. Schließlich benötigten wir Vergleichswerte für Drehmomentmessungen, die wir denjenigen eines Kollektivs von Patienten mit Rupturen der Rotatorenmanschette gegenüberstellen konnten.

1.3 Kollektiv III (männliche Patienten mit Rupturen der Rotatorenmanschette)

Das Kollektiv III umfaßt insgesamt 26 Männer mit klinisch, arthrographisch und sonographisch gesichertem Befund einer Rotatorenmanschettenruptur. Diese Untersuchung diente der Drehmomentmessung und der Prüfung des Bewegungsumfangs des Arms, jeweils der kranken und der gesunden Seite. Das Durchschnittsalter betrug 49,5 Jahre (21–74 Jahre). Die Patienten waren im Mittel 174 cm groß (Bereich 158–186 cm), das Körpergewicht lag im Durchschnitt bei 83,2 kg (Bereich 64–112 kg). Bei Diagnosestellung lag der Beginn der Erkrankung etwa 15,5 Monate zurück (Bereich 2 Wochen bis 12 Jahre). Der dominante Arm war in 18 Fällen betroffen, der nicht dominante 8mal.

Die Anamnese wies bei 10 Patienten ein direktes Anpralltrauma auf, ein fortgeleiteter Verletzungsmechanismus, z. B. bei Sturz auf den gestreckten Arm, zeigte sich bei 7 Patienten, und in 9 Fällen lag eine sog. Gelegenheitsursache auf dem Boden einer degenerativen Sehnenerkrankung vor.

Intraoperativ wurde das Defektausmaß der Supraspinatussehnenruptur nach der Einteilung von Bateman [7] bewertet:

Grad I   = Defekt 0–1 cm
Grad II   = Defekt 1–3 cm
Grad III   = Defekt 3–5 cm
Grad IV   = Defekt >5 cm

Eine zusätzliche Läsion im Bereich der Rotatorenmanschette und der langen Bizepssehne erfaßten wir nach folgender Einteilung:

0 = intakt
1 = Teilruptur
2 = vollständige Ruptur

Intraoperativ konnte die klinische Diagnose einer Supraspinatussehnenruptur in 25 Fällen bestätigt werden, 4mal war die lange Bizepssehne, 9mal die Subskapularissehne (4 Teilrupturen, 5 komplette Rupturen) und 13mal die Infraspinatussehne (8 Teilrupturen, 5 komplette Rupturen) mitbeteiligt. In einem Fall (Patient 22 Jahre) handelte es sich um den seltenen Fall einer isolierten Ruptur der Subskapularissehne.

2 Versuchsaufbau, Material, Meßmethodik

2.1 EMG-Elektroden

Die Registrierung des Elektromyogramms erfolgte mit intramuskulär gelegten Elektroden (Abb. 4). Während für die Untersuchung am isometrisch kontrahierten Muskel starre Nadelelektroden verwendet werden können, ist dies für Muskelfunktionsanalysen bei einer definierten Bewegung in einem Gelenk aufgrund einer Verkürzung oder Verlängerung der beteiligten Muskeln (Kontraktion/Erschlaffung) schlecht möglich. Die starren Nadelelektroden würden zu einer stark schmerzhaften Bewegungseinschränkung führen. Daraus resultierte eine schmerzbedingte Schonhaltung der Extremität, Verspannungen und unphysiologischer Einsatz der Muskeln während des Bewegungsablaufs.

Zur Minimierung dieser Nachteile wurden dünne Drahtelektroden aus einer teflonisolierten Platin-Iridium-Legierung eingesetzt, deren Durchmesser 50 µmg beträgt (Fa. Clark, Großbritannien). Die EMG-Ableitungen erfolgten bipolar, so daß pro Muskel 2 Elektroden eingebracht werden mußten. Zur Implantation wurden speziell vorbehandelte Kanülen unterschiedlicher Länge (25 und 60 mm) verwendet [6]. Unter dem Mikroskop wurden mit Hilfe eines Diamantbohrers die Kanülenspitzen rund ausgefräst und dabei alle Kanten entfernt, die ein Abscheren der feinen Elektrodenspitzen während des Einstechens bzw. Entfernens der Nadel bewirken könnten. Nach Beseitigung der mikroskopisch feinen Fräspartikel mit Preßluft wurden jeweils 2 gleich lange Abschnitte des Elektrodendrahts, deren beide Enden in einem kleinen Bereich durch kurzzeitiges, starkes Erhitzen abisoliert waren, in das Lumen der Kanüle eingefädelt. Die beiden Elektrodenspitzen wurden schließlich in unterschiedlicher Länge zu Häkchen gebo-

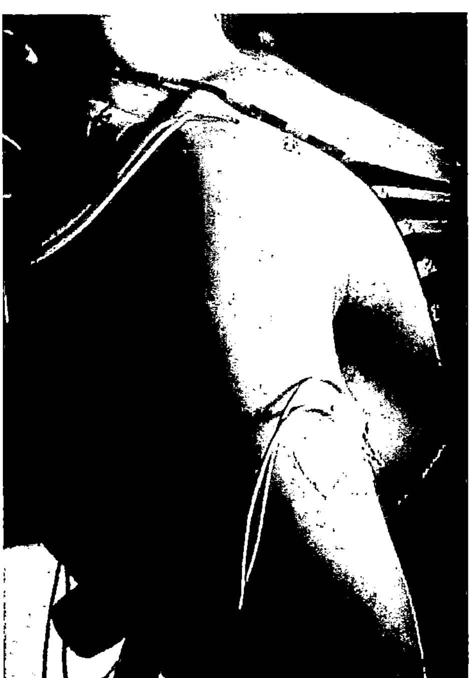

Abb. 4. Plazierung der bipolaren Platin-Iridium-Elektroden im M. supraspinatus, M. infraspinatus, M. subscapularis und M. biceps brachii

gen, die zur Verankerung im Muskel dienen und einen direkten Kontakt der beiden Enden und somit einen Kurzschluß verhindern.

Im Anschluß an die Gassterilisation des in Tüten eingeschweißten Elektrodenpaars und seiner Trägerkanüle waren diese einsatzbereit.

2.2 EMG-Verstärker

Das von Drahtelektroden fortgeleitete Aktivitätsmuster des Muskels wurde zunächst über einen kleinen Vorverstärker geleitet. Erst im Anschluß daran erreichte das Signal das eigentliche EMG-Gerät (Fa. Medelec, Großbritannien). Dieses bewirkt eine abermalige Verstärkung (Verstärkereinschübe Typ AA 6) des abgeleiteten Muskelpotentials und vermag seine Übersetzung in einen akustischen, über Lautsprecher, oder einen optischen Reiz, der am integrierten Oszillograph dargestellt werden kann. Die 4 Kanäle sind dabei getrennt voneinander interpretierbar. Durch die Verbindung des EMG-Verstärkers mit einem nachgeschalteten 4-Kanal-Leuchtbandanzeiger konnten die EMG-Aktivitäten aller 4 Muskeln gleichzeitig visualisiert werden. Neben der Speicherung des EMG-Signals auf Band wurde auch dieses optische Signal festgehalten.

2.3 Meßgerät Cybex II

Um eine aussagekräftige Messung von Bewegungsumfang und Kraft an der Schulter durchzuführen, gilt es, eine valide und reproduzierbare Methode zu finden, die zugleich experimentellen und klinischen Anforderungen gerecht wird.

Hierzu verwendeten wir ein spezielles Testgerät, das Cybex-II-System (Fa. Lumex Inc., USA). Der Cybex II ermöglicht eine simultane Bestimmung vom Kraft (Drehmoment) und Winkelposition der zu prüfenden oberen Extremität. Seine Funktionsweise ist die eines Dynamometers und Goniometers.

Als zentraler Baustein fungiert ein elektronisch gesteuertes, isokinetisches Dynamometer. Bewegungen können nur mit einer vorwählbaren, während des Bewegungsablaufs konstant bleibenden Geschwindigkeit ausgeführt werden. Die Bedeutung des isokinetischen Dynamometers liegt darin, daß die Bewegungsgeschwindigkeit kontrolliert ist und keine Beschleunigung entsteht.

Für Untersuchungen im Schulter-Arm-Bereich war als zusätzliche Ausrüstung für den Cybex II ein „upper body exercise and testing table" (UBXT) erforderlich. Dieser „Tisch" garantiert eine anatomisch korrekte Position der Testperson während der Versuchsdurchführung und bietet gleichzeitig die Möglichkeit, diese Sitz- oder Liegehaltung durch Gurte zu fixieren. Eine physiologische Stellung der Beine und der nicht getesteten kontralateralen oberen Extremität wird außerdem gewährleistet. Die Höhe der Sitzposition und die Länge des Hebelarms lassen sich individuell anpassen.

Die Winkelgeschwindigkeiten des isokinetischen Dynamometers sind in einem Bereich von 30–300°/s einstellbar und auf die jeweiligen Erfordernisse abstimmbar. Um das Drehmoment, das sich ausschließlich aus Hebel- und Armgewicht, d. h. ohne Krafteinwirkung der Versuchsperson, ergibt, zu registrieren, kann eine zusätzliche Einstellung von 12°/s gewählt werden. Der auf diese Weise gewonnene Wert wird nötig, um später den Einfluß der Gravitation auf die Drehmomentwerte, die während der untersuchten Bewegung aufgezeichnet wurden, eliminieren zu können.

Das Drehmoment, welches auf den Hebelarm wirkt, und auch die Winkelposition des Hebelarms lassen sich während einer Bewegung mit Hilfe eines zum Cybex-II-System gehörenden 2-Kanal-Schreibers aufzeichnen und deren Spannungsäquivalent unmittelbar vor dem Schreiber abzweigen und auf Magnetband speichern.

Das Cybex-II-System ist nahezu unbegrenzt einsetzbar für Untersuchungen an der Schulter. Mit der Standardausrüstung können die Bewegungsmuster Abduktion – Adduktion, Anteversion – Retroversion und Innenrotation – Außenrotation in Neutral-0-Position oder 90° abduziertem bzw. antevertiertem Arm durchgeführt werden. Darüber hinaus sind Elevationsübungen in jeder Ebene sowie Rotationsübungen bei beliebigem Ausmaß der Abduktion oder Anteversion praktizierbar.

Die Versuche in dieser Arbeit konzentrierten sich ausschließlich auf die Elevation in der Sagittalebene und der Frontalebene sowie die Rotation bei 90° abduziertem Oberarm.

Der Bewegungsumfang einer Übung läßt sich an dem Cybex-II-Dynamometer durch verstellbare Umkehrpunkte festlegen. Diese „Anschläge" sind mit Gummikappen versehen, um die ankommende Hebelstange am Ende einer Bewegung abzubremsen und somit das Signal für den Beginn der Rückführbewegung zu geben. Die exakte Definition des Bereichs, in dem die Bewegung ausgeführt werden soll, ist auf diese Weise ermöglicht.

2.4 Datenaufnahme und Speicherung

Die Speicherung der abgeleiteten Aktivitätssignale erfolgte nach Passieren von Vorverstärker und EMG-Verstärker. Zur Verfügung stand ein 16-Kanal-FM-Bandgerät (XR-510, Fa. Teac, Japan), mit dessen Hilfe die Registrierung der elektrophysiologischen Muskelaktivität auf Magnetband übertragen werden konnte und damit für eine spätere Auswertung zur Verfügung stand.

Neben den Aktivitäten der untersuchten Muskeln wurden zusätzlich das auf die Hebelstange des Untersuchungsgeräts ausgeübte Drehmoment und die korrespondierende Bewegungsposition des Arms auf Band festgehalten. Die entsprechenden elektrischen Signale konnten direkt vom Eingang des zum Cybex-II-System gehörenden 2-Kanal-Schreibers genommen werden.

Als Hilfsmittel für die Markierung der aufgezeichneten Untersuchungssequenzen wurde darüber hinaus ein Zeitsignal registriert, das unmittelbar von einem PCM-Echtzeitgeber (Zeitcodesystem ZG/ZE 77, Fa. Johne & Reilhofer, Martinsried) übernommen werden konnte. Auf dieses Gerät, das einer Uhr ähnlich ist, mußte vor Beginn eines Versuchsdurchgangs die jeweilige Echtzeit übertragen werden. Über die digitale Leuchtanzeige des PCM-Zeitcodegenerators kann das Zeitsignal auch optisch dargestellt werden. Es wurde zusammen mit den „sichtbar gemachten" EMG-Aktivitäten zusätzlich auf Videoband gespeichert.

2.5 Videodokumentation

Eine weitere Hilfe für die exakte Auswertung des gewonnenen Datenmaterials stellte die Filmdokumentation der Experimente dar. Während des gesamten Versuchsablaufs wurden die diversen Übungen, die die Probandinnen zu absolvieren hatten, gefilmt und auf Videoband gespeichert. Eine festinstallierte Farbvideokamera (Saticon, VK C-830 E, Fa. Hitachi, Japan) erfaßte dabei den gesamten Bereich der jeweiligen Bewegung. Eine Schwarzweißvideokamera (Fa. Panasonic, Japan) filmte die Leuchtbandanzeigen des EMG-Aktivität-Displays und des PCM-Zeitgenerators. Beide Kameras waren an ein Mischgerät (Telop, Fa. Panasonic, Japan) angeschlossen, welches wiederum mit dem Videorecorder (SL-C 9 ES, Fa. Sony, Japan) und einem Farbmonitor (KV-2220 EC 2, Fa. Sony, Japan) verbunden war. Auf diese Weise konnte ein geeignetes Bildmischverfahren gefunden werden, das die synchrone Einblendung von EMG-Aktivitätsmustern und Echtzeitwert in die laufende Videodarstellung des Versuchsgeschehens ermöglichte.

Durch die zusätzliche Videodokumentation war es möglich, die korrekte Sitz- oder Liegeposition der Probandinnen im nachhinein zu beweisen. Eventuell aufgetretene Unterbrechungen oder Störungen, wie sie aus dem zu Papier gebrachten EMG hervorgingen, konnten somit abgeklärt werden. Mit Hilfe des Zeitsignals ließen sich einzelne Episoden der Übungen genau definieren und mit den EMG-, Drehmoment- und Positionsregistrierungen vergleichen.

3 Versuchsvorbereitung

3.1 Aufbau der Geräte

Vor Beginn eines Versuchsdurchgangs wurden die einzelnen Geräte geprüft, in eine geeignete Position gebracht und miteinander verkabelt. Die zentrale Schaltstelle war das FM-Bandgerät. Die Inputkanäle mußten mit dem EMG-Verstärker, den 2 Outputkanälen des Cybex-II-Schreibers sowie dem Zeitcodesystem verbunden werden. Es erfolgte eine Übertragung der EMG-Signale der 4 untersuchten Muskeln, der korrelierenden Winkelposition, des entwickelten Drehmoments und des Echtzeitsignals auf Magnetband. Über Verteilerstecker verbanden wir die EMG-Einheit mit dem Leuchtbandanzeiger.

Die beiden Kameras, auf Stativen montiert, wurden in die entsprechende Position gebracht und mit dem Bildmischer konnektiert. Von dort bestand eine Verbindung zum Videorecorder und weiter zum Farbbildschirm. Über den Monitor konnte die ideale Einstellung der Farbbildkamera für die einzelnen Bewegungen gefunden und die Einblendung der von der kleinen Kamera gefilmten Leuchtbandanzeigen und Zeitsignale koordiniert werden. Die Lichtverhältnisse wurden abgestimmt.

3.2 Einstellen und Eichen der Geräte

In einem weiteren Schritt erfolgte die manuelle Einstellung von Datum und Uhrzeit am Echtzeitgenerator (daterate 6); die Uhr wurde gestartet und lief während des gesamten Versuchsablaufs. Weiterhin mußten die Inputspannungsbereiche des Bandgeräts fixiert und die Aufnahmegeschwindigkeit (19 mm/s) eingestellt werden. Die Eichung der EMG-Verstärker ließ sich auf ein mV/div bei einer Geschwindigkeit von 50 ms/div einstellen. Der Frequenzbereich lag zwischen 8 Hz (LF-Bereich) und 8 kHz (HF-Bereich). Schließlich erfolgte nacheinander die Kalibrierung und die Positionierung der 4 Kanäle am Oszillographen.

Darüber hinaus hatte die Positionseichung des Cybex-Hebelarms und die Einspeicherung der gewonnenen Winkelwerte auf Band zu geschehen. Der Schreiber des Cybex-Systems stand auf „clockwise"; Bewegungen im Uhrzeigersinn verursachten somit an den direkt übernommenen Kanälen (Position, Drehmoment) positive Ausschläge. Mit Hilfe einer Wasserwaage wurden die Winkelpositionen 90, 180 und 270° am Arm des Geräts eingestellt und das entsprechende Spannungsäquivalent durch kurzes Laufenlassen des Bandgeräts festgehalten. Die Positionen waren somit fest eingeeicht.

3.3 Anpassung des Cybex-II-Testgeräts

Für alle Probanden und Patienten mußte vor dem Beginn der eigentlichen Experimente eine individuelle Einstellung der Versuchsapparatur gefunden werden. Um eine maximale Reproduzierbarkeit der Untersuchungen zu gewährleisten, ist eine wiederholbare und in ihrer Position stabilisierbare Körperhaltung Voraussetzung. Es wurden jeweilige Hebelarmlängen der Cybex II, der Höheneinstellung und die Position des UBXT zum Dynamometer für jede der 3 Bewegungen ermittelt und notiert. Die Testteilnehmer führten die Übungen Abduktion – Adduktion in einer um 40° nach hinten geneigten Sitzposition aus, Anteversion – Retroversion und Innenrotation – Außenrotation hingegen liegend.

Durch den mehrgelenkigen Aufbau der Schulter ist es schwierig, Bewegungen im Schultergürtel einer einzigen fixierten Rotationsachse zuzuschreiben. Durch die Variation von Hebelarmlänge und UBXT-Position ist dies jedoch erleichtert. Nach Grobanpassung der individuellen Parameter wurden die Testpersonen aufgefordert, den gesamten jeweiligen Bewegungsumfang zu durchlaufen. Durch Feinabstimmung mußte erreicht werden, daß während der durchzuführenden Bewegung ein gleichmäßiger Griff am Cybex-Arm entsteht, so daß die Rotationsachsen des Geräts und des Schultergelenks auf einer Geraden liegen und gleichzeitig eine unwillkürliche Mitbewegung des Körpers ausgeschlossen ist. Dabei ist es wichtig, den kontralateralen Arm zu stabilisieren. Durch festes Umklammern eines Handgriffs konnte dies gewährleistet werden. Der entsprechende Handgriff wurde so justiert, daß beide Schultern auf einer Transversalachse durch den Körper lagen, d. h. senkrecht zur longitudinalen Körperachse.

Auch die Fußstützen wurden anatomisch gerecht angepaßt und eingestellt.

Nach dieser individuellen Justierung der Körperposition erfolgte die Stabilisierung in dieser gefundenen und justierten Position mit breiten Haltegurten über Rumpf und Becken.

3.4 Implantation der Elektroden

Die korrekte Positionierung der Elektroden ist von entscheidender Bedeutung für die Aussagekraft der Experimente. Das Auffinden der Einstichstellen war aufgrund der gut abzugrenzenden Topographie einfach und sicher bezüglich des M. supraspinatus in der Fossa supraspinata, des M. infraspinatus in der Fossa infraspinata und des M. Biceps bei der unter der Haut gut sichtbaren Kontur des gemeinsamen Muskelbauchs. Die Implantation der Elektroden in den M. subscapularis erforderte eine exakte Orientierung an den knöchernen Landmarken des Tuberculum minus humeri und des Processus coracoideus. Die Einstichstelle lag 2 Querfinger unterhalb der Spitze des Processus coracoideus und 3 Querfinger medial des Tuberculum minus humeri. Die lange Punktionskanüle wurde bis auf den Skapulahals vorgeschoben. Hierdurch konnte sichergestellt werden, daß die richtige Muskelschicht punktiert worden und die Elektroden nicht fälschlicherweise im M. pectoralis major oder im sehnigen Anteil des kurzen Bizepskopfs implantiert worden waren.

Zu Beginn stand die mehrfache mechanische Reinigung und Desinfektion der Haut im Bereich der Einstichstellen. Die präparierten Kanülen mit den eingefädelten Elektrodendrähten wurden mit sterilen Handschuhen den Tüten entnommen und nochmals auf ihre Verwendbarkeit überprüft. Nach Palpation der exakten Stichstelle und kurzer Druckanästhesie wurden sie eingestochen. War die vorgesehene Tiefe erreicht, wurde die Kanüle sogleich langsam wieder herausgezogen, wobei die dünnen Elektroden aufgrund ihrer zu Häkchen zurückgebogenen Spitzen in der gewünschten Position verblieben (Angelhakeneffekt). Die relativ oberflächennahe gelegene Mm. biceps, supra- und infraspinatus konnten ohne Probleme mit der kurzen, 25 mm langen Trägerkanüle erreicht werden. Für die Punktion des M. subscapularis verwendeten wir die 60 mm langen Nadeln.

Eine Positionsänderung der implantierten Elektroden ist nicht möglich. Im Falle einer falschen Plazierung mußten sie entfernt und ein neues Paar eingebracht werden.

Nach erfolgreicher Implantation der Elektroden in allen 4 Muskeln wurden vorsichtige Bewegungen des Arms zunächst passiv, danach aktiv in sämtlichen Freiheitsgraden der Schulter ausgeführt. Bei diesem „Einarbeiten" der Elektroden zog sich die für den Bewegungsumfang notwendige Reservelänge der Elektrodendrähte unter das Hautniveau.

3.5 Kontrolle und Fixierung der Elektroden

Die distalen Enden des Elektrodendrahts wurden über den Vorverstärker mit dem EMG-Verstärker verbunden, wobei eine exakte Reihenfolge eingehalten wurde:

Kanal I: M. biceps brachii
Kanal II: M. supraspinatus
Kanal III: M. infraspinatus
Kanal IV: M. subscapularis

Es folgte die Lagekontrolle der proximalen Elektrodenspitzen im Muskel. Hierzu führten die Probandinnen nacheinander die für den jeweiligen Muskel charakteristischen Bewegungen gegen Widerstand aus, z. B. Innenrotation gegen Widerstand zur

Kontrolle des M. subscapularis. Die dabei entwickelte Aktivität konnte über Oszillograph und Lautsprecher optisch und akustisch dargestellt und damit die richtige Lage der Elektroden manifestiert werden.

Schließlich wurden die Elektrodendrähte mit einer Reserveschleife auf der Haut fixiert und die Kontaktenden gegeneinander und gegen die Haut isoliert.

Am linken Unterarm wurde eine Erdungselektrode angebracht, die mit dem EMG-Verstärker verbunden war.

4 Versuchsdurchführung

4.1 Kollektiv I (schultergesunde weibliche Probandinnen)

Die Versuchsreihe begann mit der Testung der Abduktion-Adduktions-Bewegung in der Frontalebene, wobei die Probandinnen eine sitzende Haltung einnahmen. Nach Durchlauf dieser Bewegungsprüfung mußte eine Positionsänderung des Dynamometers und ein Umbau am UBXT vorgenommen werden, weil die Messungen von Anteversion-Retroversion und Außenrotation-Innenrotation in einer liegenden Stellung der Probandinnen durchgeführt wurde. Die Meßreihenfolge der Bewegungsebenen wurden bei 3 Versuchspersonen variiert, um einen eventuellen Einfluß auf die Ergebnisse zu erkennen. Am Schluß der isokinetischen Testsequenzen stand eine Reihe isometrischer Kontrollübungen.

Die Probandinnen führten zu Beginn einer Übung einige langsame Aufwärmbewegungen durch, um sich an das Gerät zu gewöhnen. Für die spätere Berechnung des Nettodrehmoments mußte in der Sagittal- und der Frontalebene vor den jeweiligen Elevationsübungen ein „Weight-limb-Durchgang" aufgezeichnet werden. Hierfür ist an der Cybex eine eigene Winkelgeschwindigkeit (12°/s) vorwählbar.

Die Probandinnen wurden aufgefordert, ohne Forcierung der Bewegung durch Muskelkraft den Arm vom höchsten Punkt des Bewegungsbereichs passiv, der Gravitationskraft gehorchend, sinken zu lassen. Entscheidend für die Auswertung ist der Bereich, in dem der Arm und das Gestänge der Prüfmaschine die Horizontale durchlaufen. Diese Messung war nicht nötig für die Rotation, da Arm und Gestänge hierbei jederzeit gegeneinander ausbalanciert waren.

Die eigentlichen isokinetischen Bewegungsübungen schlossen sich nun an. Es wurde mit der niedrigsten Geschwindigkeit begonnen. Als Minimum waren 5 gesamte Zyklen pro Testgeschwindigkeit zu absolvieren. Bei einer Testperson konnten nur 3 Zyklen einer jeden Bewegung durchgeführt werden. Vor dem Wechsel auf eine höhere Winkelgeschwindigkeit pausierten die Probandinnen ca. 2–5 min, entsprechend länger während des Umbaus des Cybex und UBXT zwischen 2 Bewegungsmustern.

Das Bandgerät war dabei nur während der Bewegungszyklen eingeschaltet. Die einzelnen Abschnitte wurden auf dem Magnetband automatisch markiert.

Insgesamt konnten für die einzelnen Übungen verschiedene Geschwindigkeiten in der angegebenen Häufigkeit aufgezeichnet werden (Tabelle 1).

Tabelle 1. Häufigkeit und verschiedene Geschwindigkeiten bei den unterschiedlichen Übungen

(°/s)	Abduktion/ Adduktion	Anteversion/ Retroversion	Rotation (Pronation der Hand)	Rotation (Neutral-0-Stellung der Hand)
30	5	5	5	–
60	12	12	12	6
90	7	7	8	6
120	1	–	2	–
180	2	–	3	–

Alle 12 untersuchten Personen wurden somit bei den 3 Untersuchungsebenen mit einer Winkelgeschwindigkeit von 60°/s erfaßt. Diese Einstellungsgeschwindigkeit erwies sich als besonders geeignet für Untersuchungen an der Schulter. Die Grenzbereiche der einzelnen Bewegungsebenen wurden durch die verstellbaren „Anschläge" bestimmt. Der Bewegungsradius in jeder Untersuchungsebene betrug jeweils 180° (Abb. 5a–c).

Bei der Rotationsbewegung prüften wir den Einfluß der Unterarmstellung auf das Aktivitätsverhalten der untersuchten Muskeln. Neben der bei allen 12 Probandinnen durchgeführten Rotation mit proniertem Unterarm konnte diese Übung bei 6 mit einer Neutral-0-Stellung des Unterarms untersucht werden.

Nach Beendigung der isokinetischen Tests mußten die Probandinnen abschließend isometrische Übungen absolvieren. Hierbei versuchte man, eine maximale Aktivitierung eines Muskels zu provozieren, um diesen Spitzenwert als Referenzgröße für die isokinetischen Tests zu verwenden. Gleichzeitig konnte auf diese Weise eine abermalige Lageüberprüfung der Elektrodenspitzen im untersuchten Muskel vorgenommen, eine eventuelle Änderung während der Übung ausgeschlossen werden. Folgende Tests wurden dabei in dieser Reihenfolge vorgenommen: Abduktion, Innenrotation, Flexion im Ellenbogen in Supination des Unterarms, Ellenbogenflexion in Pronation des Unterarms, Außenrotation, Adduktion, Retroversion, Innenrotation bei 90° abduziertem Oberarm und Außenrotation bei 90° abduziertem Oberarm.

Der richtige Anschluß der Elektroden eines Muskels an den vorgesehenen Kanal des EMG-Verstärkers wurde nochmals verifiziert und schließlich die Elektrodendrähte herausgezogen.

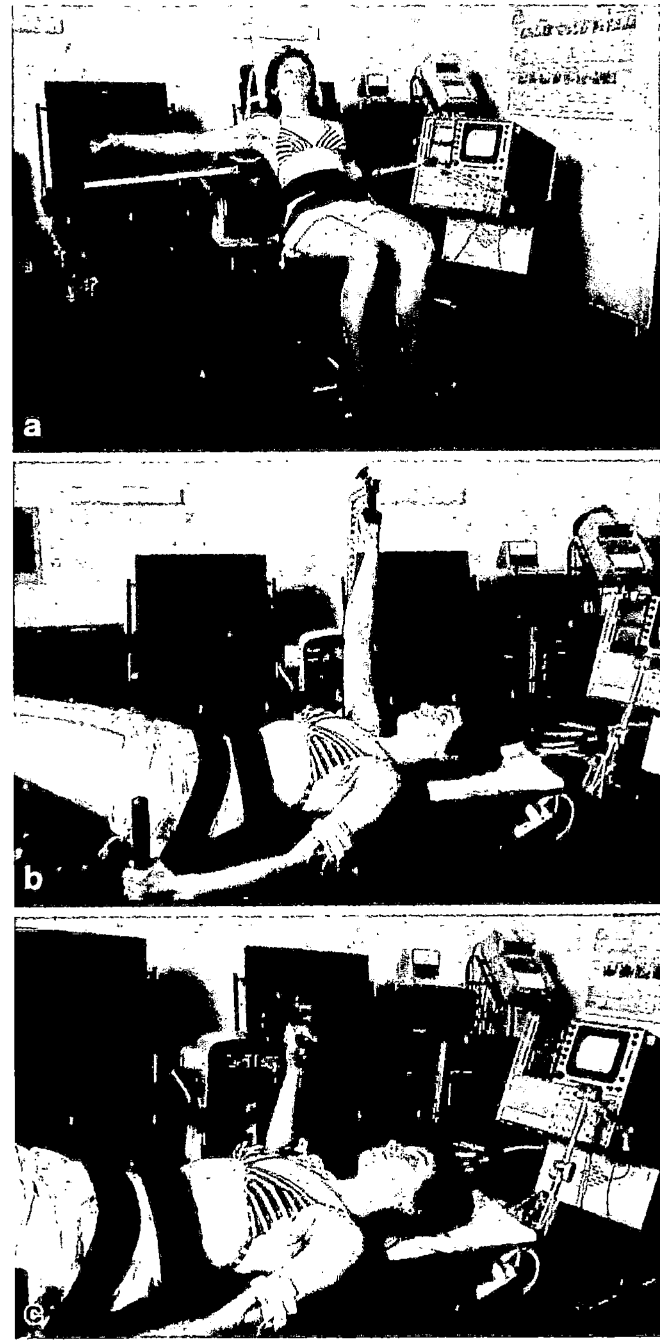

Abb. 5a–c. Position einer Probandin am Cybex II während Abduktion **(a)**, Anteversion **(b)** und Rotation **(c)**

4.2 Kollektiv II (schultergesunde männliche Probanden)

Die Versuchsdurchführung bei den männlichen schultergesunden Versuchspersonen (Kollektiv II) entsprach im Aufbau und im technischen Ablauf der von Kollektiv I, d. h. Aufbau und Justierung an der Cybex II und am UBXT sowie die Reihenfolge der Versuchsreihen waren identisch.

Zum Unterschied zu Kollektiv I testeten wir das Drehmoment in allen 3 Bewegungsebenen nicht nur an der dominanten, sondern auch an der nicht dominanten Schulter. Wie bereits in Kap. III, Abschn. 1.2 beschrieben, untersuchten wir ein männliches Vergleichskollektiv, um den Einfluß der Seitendifferenz auf Kraft und Bewegungsumfang von dominantem und nicht dominantem Arm zu überprüfen. Die EMG-Untersuchungen wurden an diesem Kollektiv nicht durchgeführt.

Die untersuchten Bewegungen waren die der Abduktion-Adduktion, Anteversion-Retroversion sowie Rotation bei 90° abduziertem Oberarm und Pronationsstellung des Unterarms.

Um die maximale Kraft zu testen, wurden in allen 3 Bewegungsebenen 5 Bewegungszyklen bei 60°/s durchgeführt. Anschließend führten die Probanden 25 Zyklen in allen 3 Bewegungsebenen bei 300°/s durch. Diese Prüfung diente der Bewertung der Ausdauer. Die Registrierung der Daten erfolgte synchron über den Cybex-II-Zweikanalschreiber.

4.3 Kollektiv III (männliche Patienten mit Rupturen der Rotatorenmanschette)

Die 26 männlichen Patienten mit Rupturen der Rotatorenmanschette (Kollektiv III) wurden am Vorabend des Operationstages am Cybex II getestet. In einem Orientierungsgespräch informierten wir die Patienten über den Ablauf des Versuchs und baten um ihr Einverständnis. Auch hier beschränkte sich der Versuch auf die dynamometrische und goniometrische Messung.

Generell testeten wir die gesunde vor der kranken Seite. Wir forderten den Patienten auf, den Hebelarm 2- oder 3mal hin und her zu bewegen, um sich mit der Art der Bewegung vertraut zu machen. Der für den einzelnen Patienten maximal mögliche Bewegungsausschlag wurde geprüft und durch verstellbare „Anschläge" fixiert. Dadurch erhielt der Patient die Sicherheit, daß sein kranker Arm bei der folgenden Übung nicht weiter als bis zu einer von ihm tolerierbaren Schmerzgrenze bewegt würde. Leichte Schmerzen des Patienten wurden bei dieser Überprüfung des aktiven Bewegungsausmaßes akzeptiert, doch generell provozierten wir keine stärkeren Schmerzen.

In allen 3 Bewegungsebenen (Abduktion/Adduktion in der Frontalebene, Anteversion/Retroversion in der Sagittalebene sowie Innen- und Außenrotation bei 90° abduziertem Oberarm) wurden dann mindestens 5 Bewegungszyklen bei 60°/s durchgeführt. Neben der Testung der Maximalkraft erfolgte die anschließende Prüfung der Ausdauerbelastung durch jeweils 25 Bewegungszyklen bei 300°/s.

Die Registrierung der Daten erfolgte synchron über den Cybex-II-Zweikanalschreiber.

Die Patienten wurden angehalten, maximale Kraft während der Bewegungsprüfungen aufzubringen. Die „maximalen" Kraftanstrengungen der einzelnen Patienten zeigten große interindividuelle Schwankungen. Hierfür waren äußere Faktoren (z. B. Schmerz,

Ausmaß der Sehnenruptur) und innere Faktoren (Motivationslage, Schmerztoleranz, psychische Verfassung) verantwortlich. So versuchten wir, anhand von verbalen und mimischen Schmerzäußerungen, äußerem Eindruck, Kooperation und sportlichem Einsatz die Motivationslage des Patienten zu bewerten. Ein vollkommen desinteressierter, leidender, nicht über die minimalste Schmerzschwelle arbeitender Patient wurde mit einer „1" eingestuft. Ein sehr aktiver und motivierter, die Schmerzen negierender Patient, bei dem die äußere Fröhlichkeit und Sicherheit im Widerspruch zur Mimik und anderen körperlichen Zeichen von Schmerz stand, erhielt eine maximale Bewertung von 4 Punkten. Auch die Persönlichkeit und Aufgeschlossenheit des Patienten, sein Interesse an der Technik des Geräts hatten Einfluß auf die Motivation. Durch die Zwischenstufen „2" und „3" konnte eine halbstandardisierte Bewertung der Motivationslage des Patienten eingeführt werden.

5 Datenausarbeitung

5.1 Erstellen der Eichkurve für das Drehmoment

Die auf Magnetband gespeicherten Daten für das Drehmoment konnten, auf Papier gebracht, nicht sofort quantitativ evaluiert werden. Zum einen kann die Kurve, die vom verwendeten Schreiber gedruckt wurde, nicht mit dem Direktausdruck des Cybex-Schreibers gleichgesetzt werden, zum anderen ist dieser in foot-pounds (ft. lbs.) geeicht. Es mußte folglich eine Eichkurve in der entsprechenden SI-Einheit erstellt werden. Zu diesem Zweck wurde die Hebelarmstange der Cybex-II auf 1 m Länge eingestellt und an ihrem Ende nacheinander verschiedene Gewichtskräfte befestigt sowie jeweils 2 „passive" Fallbewegungen mit horizontalem Durchgang auf Band festgehalten. Diese Experimente wurden für 10, 25, 30, 40, 50 und 75 N durchgeführt, die Daten auf Papier übertragen und die Spitzenausschläge der Drehmomentkurven bei 90° (Horizontale) gemessen (in mm). Der Mittelwert aus den 2 Durchgängen pro Gewichtskraft wurde graphisch gegen das Drehmoment aufgetragen. Da die Hebellänge 1 m betrug, entsprechen die Drehmomentwerte (Nm) den Gewichtskräften (N). Es ergab sich die erwartete direkte Proportionalität in Form einer Geraden mit der Formel

$$y = 0{,}375x + 3{,}75.$$

Aus dem y-Achsenabschnitt (3,75) und der Steigung (0,375) läßt sich das von der Hebelstange allein entwickelte Drehmoment zu 10 Nm berechnen. Mit Hilfe dieser Eichkurve können nunmehr sämtliche, während der Versuche registrierten Drehmomentdaten quantiativ erfaßt und in der SI-Einheit (Nm) angegeben werden.

5.2 Datentransfer auf Papier

Die gespeicherten Daten mußten zu Papier gebracht werden, um sie qualitativ und quantitativ analysieren zu können. Auf den verwendeten Magnetbändern waren auf 7 Kanälen die synchronen Aufzeichnungen für die 4 EMG-Aktivitäten, Winkelstellung, Drehmoment und Echtzeit registriert. Für den Datenausdruck auf Papier stand ein mechanischer 8-Kanal-Schreiber (Brush 481, Fa. Gould, USA) zur Verfügung. Die obere

Grenzfrequenz des Geräts beträgt 100 Hz. Durch Reduktion der Wiedergabegeschwindigkeit des FM-Bandgeräts können jedoch Signale mit entsprechend höherer Grenzfrequenz reproduziert werden.

Vor dem Erreichen des Schreibers wurden die 4 EMG-Kanäle über einen 50 Hz Hochpaßfilter (8-Kanal-Analogfilter Geh. A01-N1/11, Fa. Gepa, München) geleitet, wodurch der Übertrag von gelegentlichen Artefaktmustern auf Papier eingeschränkt werden konnte. Die Kanäle mit den Daten für Position, Drehmoment und Zeit wurden direkt auf die entsprechenden Eingänge des Schreibers gegeben.

In einem 2. Durchgang erfolgte die Integration der EMG-Signale. Nach Passieren des Filters wurden die Daten integriert (5-Kanal-Analogintegrator, Eigenkonstruktion des Physiologischen Institutes, LMU München) und zusammen mit den wiederum direkt eingespeisten übrigen Kanälen ausgedruckt.

Das Integrationsintervall hatte 200 ms, entsprechend einem 12°-Segment einer Bewegung mit der Winkelgeschwindigkeit 60°/s.

Der Analogintegrator wurde extern durch den Zeitcodegenerator gesteuert. Hierdurch ist eine Reproduzierbarkeit des Integrationsvorgangs gewährleistet, da somit immer die gleichen Abschnitte des EMG-Signals in ein bestimmtes Integrationsintervall fallen.

Die Schwankungen der Spannungsamplitude der registrierten EMG-Aktivitäten wurden durch die Regelung der Eingangsverstärkung des 8-Kanal-Schreibers ausgeglichen. Die jeweilige Einstellung wurde notiert und bei der späteren Auswertung berücksichtigt.

Die Wiedergabe der Echtzeitdaten geschah mit Hilfe eines Time-gate-Mechanismus. Das eigentliche Intervall dauerte 30 s.

5.3 *Auswertung des Original EMG*

Anhand der Roh-EMG-Kurven wurden Beginn und Ende der Aktivitätskomplexe der einzelnen Muskeln ermittelt. Hierzu mußten 3 repräsentative Zyklen pro Probandin und Bewegungsübung gefunden werden. Analysiert wurden dabei die Experimente mit einer Testgeschwindigkeit von 60°/s. Die Auswertung erfolgte von Hand durch Fällen eines Lots von Aktivitätsbeginn und Aktivitätsende auf die parallel laufende, synchron registrierte Kurve der Winkelposition des Hebelarms. Für die 3 ermittelten Werte, die sich für einen Muskel bei einer Übung für jede Teilnehmerin ergaben, wurde der Mittelwert gebildet und in eine Tabelle eingetragen.

Zehn der 12 Versuchspersonen verblieben schließlich in der Endauswahl, die nach folgenden Kriterien vorgenommen wurde:

- gleichmäßige Bewegungsphasen (Mechanographie),
- homogene EMG-Aktivitäten,
- artefaktfreie EMG-Signale,
- keine Verspannungs- oder Ermüdungserscheinungen im EMG,
- ausreichende Anzahl verwertbarer Zyklen pro Muskel und Bewegung.

Von den ermittelten Daten der 10 in der Endauswertung verbliebenen Probandinnen wurde nochmals der Mittelwert (x) sowie die Standardabweichung (σ^{n-1}) berechnet.

Die zusätzlich interessierende Frage nach der maximalen Aktivität eines Muskels während einer definierten isokinetischen Bewegung kann auf der Basis des Original-EMG nicht präzise genug beantwortet werden. Zu diesem Zweck wurden die Signalmuster integriert und ausgewertet.

5.4 Auswertung der integrierten EMG-Signale (Abb. 6a–c)

Die Integration in 200-ms-Intervalle zerlegte den Gesamtumfang einer Bewegung (0°–180°) in 15 Einzelabschnitte von je 12°. Es wurde die Höhe der Integrationskurve von der Grundlinie intervallweise gemessen. Dabei ist es wichtig zu wissen, daß die ausgedruckte Höhe eines Intervalls dem Wert des Integrationszeitraums des vorhergegangenen Intervalls entspricht und also die ausgedruckte Kurve um ein Integrationsintervall oder 200 ms nach rechts verschoben erscheint. Die ermittelten Amplituden wurden mit einem Referenzwert verglichen, dem absoluten Aktivitätsmaximum, das während der gesamten Testdauer einer jeden Probandin in einem Muskel auftrat und in Prozent der Höhe dieses Wertes angegeben.

Zur Ermittlung der maximalen EMG-Aktivität war dem Integrator ein Speicheroszillograph (P 912, 10 MHz, Storage Oszilloscope, Fa. Tektronix, Großbritannien) nachgeschaltet. Auf diesem Gerät wurde der gesamte Testablauf jeder Probandin nachvollzogen und das Absolutmaximum ausfindig gemacht. Ein Vergleich der gefundenen Stelle mit dem Original-EMG vermied, daß ein vom Integrator miterfaßtes Artefakt als vermeintliches Maximum erkannt wurde.

Durch Regulation der Ausgangsspannung am FM-Bandgerät erhielt der entdeckte absolute Spitzenwert eine Spannungsamplitude von 2,7 V oder 100%. Entsprechend konnte der dadurch bewirkte Ausschlag (in mm) am Schreiber bestimmt werden. Die direkte Proportionalität von Eingangsspannung am Schreiber und Ausschlag auf dem Papier wurde überprüft.

Für die bei der Auswertung des Roh-EMG analysierten Zyklen wurden die entsprechenden Maxima (in %) gefunden, der Mittelwert der 3 entsprechenden Durchgänge gebildet und nochmals das Mittel und die Standardabweichung der 10 ausgewählten Versuchsbeispiele errechnet. Zusammen mit den aus dem nicht integrierten EMG bestimmten Werten für Anfang und Ende eines Aktivitätskomplexes wurden die Daten tabelliert.

Eine weitere Möglichkeit der Ausarbeitung der gewonnenen Integrationsdaten ist die intervallweise Kalkulation des Mittelwertes aus den Werten der 10 selektionierten Versuchspersonen. Pro Muskel, Bewegung und Probandin wurden wiederum 3 repräsentative Zyklen ausgewertet. Es folgte die abschnittsweise Bestimmung der Integralhöhe und die Mittelung der in einander entsprechenden Intervallen der 3 Bewegungsdurchgänge gefundenen Werte.

Für die so gewonnenen mittleren Amplituden der 10 in die Endauswahl Gelangten errechneten sich Mittelwert und Standardabweichung wiederum gemäß dem vorgegebenen Integrationsrhythmus. Die Daten wurden in Tabellenform und Graphik dargestellt.

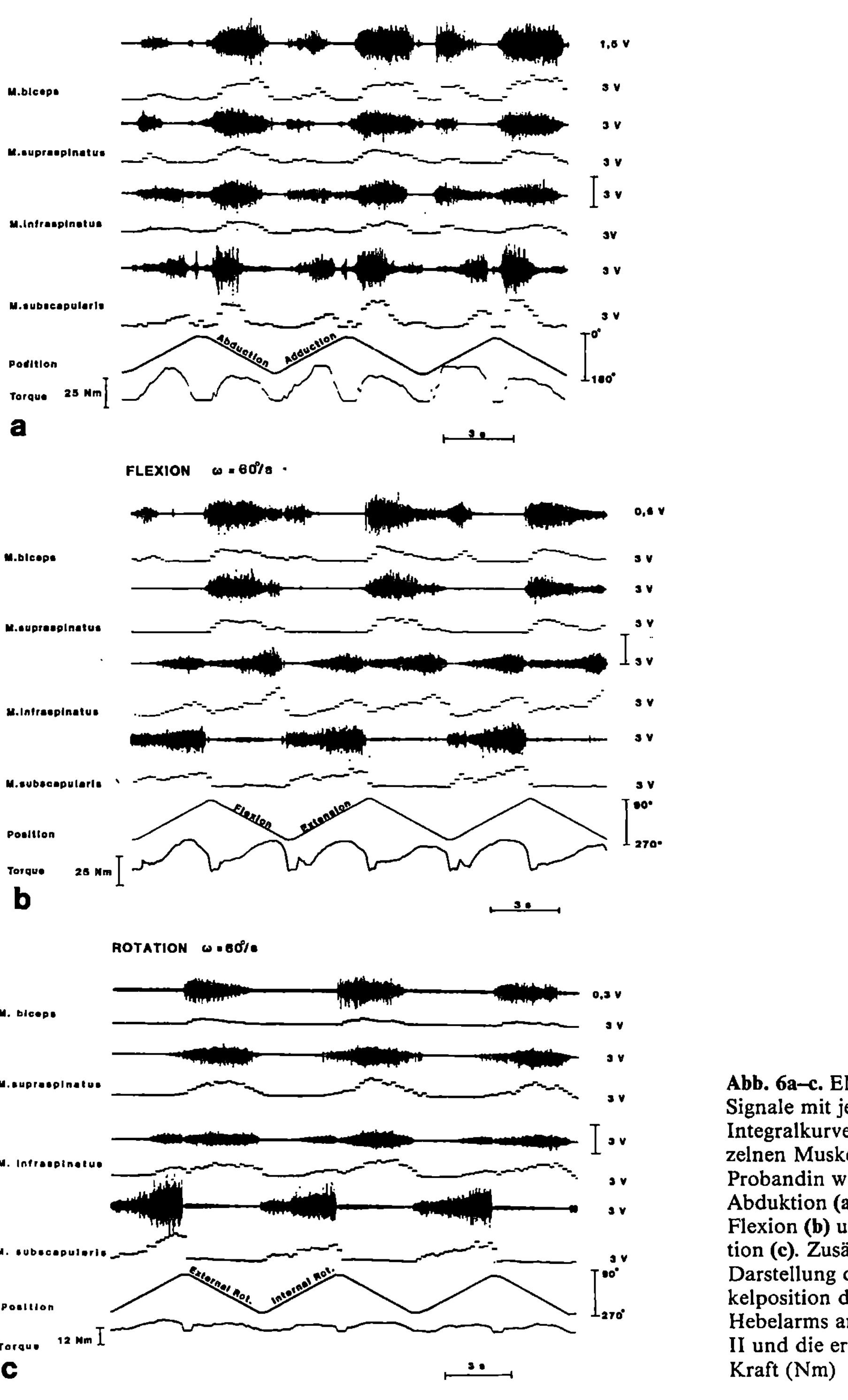

Abb. 6a–c. EMG-Signale mit jeweiliger Integralkurve der einzelnen Muskeln einer Probandin während Abduktion (a), Flexion (b) und Rotation (c). Zusätzlich Darstellung der Winkelposition des Hebelarms am Cybex II und die erreichte Kraft (Nm)

5.5 Eichung der Winkelposition

Die Zuordnung der Gradwerte zur aufgezeichneten Wegschreibung erfolgte mit Hilfe der jeweils bei Versuchsbeginn gespeicherten und definierten Winkelstellung des Cybex-II-Hebelarms. Jede mit der Wasserwaage exakt eingestellte Position entspricht dabei einem Spannungspotential, das über den Umweg des Magnetbandes einen definierten Ausschlag am Schreiber hervorruft. Durch den direkt proportionalen Zusammenhang zwischen Hebelarmstellung und Spannungsverlauf am Cybex-Schreiber einerseits sowie Eingangsspannung und Schreiberausschlag des verwendeten 8-Kanal-Schreibers andererseits konnte durch die 3 eingeeichten Positionen eine Eichkurve erstellt werden. Die Winkelstellung errechnet sich damit aus der Höhe der Kurve an der gesuchten Stelle. Aufgrund der synchronen Datenschreibung liegen sämtliche zeitgleichen und stellungsgleichen Aktivitäts- oder Drehmomentwerte auf einer Geraden, die senkrecht zur Schreibrichtung steht. Die Winkelposition, die der Arm bei einem bestimmten Aktivitätsmuster des Muskels durchlaufen hat, läßt sich folglich durch das Fällen eines Lots von der interessierenden Stelle auf die Wegkurve errechnen.

Im Falle der integrierten EMG-Aktivitätskurven, deren Intervall bei gleichförmiger Bewegung exakt 12° entspricht, konnte eine gute Übereinstimmung der aufgezeichneten Positionskurve mit der aus dem Integral errechneten Winkelstellung gefunden werden.

5.6 Auswertung des Drehmoments

Die quantitative Analyse der Drehmomentkurven erfolgte in den von der Integration vorgegebenen Intervallen. Der direkt proportionale Zusammenhang zwischen Ausschlag des Schreibers und im Versuch erzeugten Drehmoment am Hebelarm des Testgeräts konnte durch die erstellte Eichkurve untermauert werden. Der Ausschlag von 1 mm entspricht nach der Formel der Eichgeraden ($y = 0,375x + 3,75$) einem effektiven Drehmoment von 2,67 Nm.

Wir evaluieren aus den 5 Bewegungszyklen pro Proband und Bewegung den jeweils 2., 3. und 4. und bestimmten daraus den Mittelwert. Die unmittelbar von dem Cybex-Schreiber übernommenen und auf FM-Band gespeicherten Drehmomentäquivalente entsprechen dabei sämtlichen, in definiertem Abstand zum Drehpunkt auf die Hebelstange des Dynamometers wirkenden Kräften. Das maximale Drehmoment, welches im Gesamtverlauf einer Bewegungsform auftrat, wurde in Nm erfaßt. Die Winkelstellung, bei der das maximale Drehmoment auftrat, wurde in Grad angegeben.

Die Ausdauer der isokinetischen Bewegungsübungen bewerteten wir nach der Höhe sowie dem Verlauf der Drehmomentkurven bei einer konstanten Winkelgeschwindigkeit von 300°/s:

- Grad I: Die Durchführung der Bewegung war überhaupt nicht möglich, es zeigte sich keinerlei Ausschlag am Drehmomentschreiber.
- Grad II: Schon zu Beginn einer Bewegung wurde die für einen Kurvenausschlag nötige Kraft geringer als zu 50% aufgebracht.
- Grad III: Nach anfänglicher Durchführung der Bewegung wurde die Übung vorzeitig abgebrochen.
- Grad IV: Die Übung wurde bis zum Schluß durchgeführt, aber mindestens eine Bewegungsrichtung zeigte am Ende einer Übung nur noch 50% der anfangs erreichten Maximalkraft.
- Grad V: Der Test konnte regelmäßig durchgeführt werden, ohne daß es zu Ermüdungserscheinungen gekommen war.

5.7 Elimination des Gravitationseffekts

Neben der Muskelkraft der Probandinnen wirkte zusätzlich die Erdbeschleunigung auf die Masse von Arm und bewegtem Geräteteil. Der Einfluß der Gravitationskraft wurde für die Abduktions-/Adduktionsbewegung und die Ante-/Retroversion rechnerisch eliminiert. Während der Rotationsübung aufgezeichnete Drehmomentwerte konnten unmittelbar als Nettodrehmomentwerte übernommen werden, da sich die Einflüsse der Gravitation auf Extremität, Hebelarm und gegenüberliegendes Gestänge aufhoben. Für die Elevationsübungen in Frontal- und Sagittalebene wurde jeweils vor Beginn des einzelnen Versuchs die bei passiver Fallbewegung durch die Horizontale auftretende Positions- und Drehmomentkurve aufgezeichnet. Der Spitzenwert für das Drehmoment wurde gemessen, die zugehörige Winkelstellung des Arms ermittelt. Die gefundenen Positionen entsprachen nicht in jedem Fall der Horizontalen (90°). Die Differenz zur 90°-Stellung wurde bestimmt.

Zur Beseitigung des Gravitationseffekts auf die errechneten Drehmomentwerte an einer bestimmten Stelle werden nun die Horizontalabweichungen des Spitzenwertes des Durchfalltests (in Grad) zum Winkelgradwert der Stelle addiert. Von der Summe wird der Sinus gebildet und mit dem bei passivem Durchfallen registrierten Drehmomentwert multipliziert. Das Ergebnis wird in Abhängigkeit von der jeweiligen Bewegungsrichtung zu den während der Übungen gespeicherten Drehmomentwerten addiert oder von diesen subtrahiert. Bei Bewegungen in Richtung des Gravitationsvektors (z. B. Adduktion) wird der Wert subtrahiert, bei der Gegenbewegung (z. B. Abduktion) addiert. Im Falle der Ante- und Retroversion (liegende Position) wird bei Bewegungen gegen die Schwerkraft addiert und bei Bewegungen mit der Schwerkraft subtrahiert.

Die Formel für die Berechnung läßt sich folgendermaßen ausdrücken:

$$M_{Na} = M_{Ba} \pm M_{Fb} \cdot \sin(a + b - 90°).$$

M_{Na}: „Nettodrehmoment" bei Winkelposition A
M_{Ba}: „Bruttodrehmoment" bei Winkelposition A
M_{Fb}: Drehmomentgipfel während passiven Falls durch Horizontale
a: Winkelstellung des Cybex-Arms während Übung
b: Winkelstellung des Cybex-Arms während Durchfallbewegung
  (Spitzendrehmoment)

Für die „Nettodrehmomentwerte" der 10 ausgewählten Probandinnen wurden abermals intervallweise Mittelwert und Standardabweichung berechnet. Die Ergebnisdarstellung erfolgt in Tabellenform und Graphik.

Die Elimination des Gravitationseffekts (Schwerkraftbereinigung) unterblieb bei Kollektiv II und III. Bei der passiven Durchfallbewegung der Extremität fand sich eine hohe Streuung, da die Patienten schmerzbedingt nicht in der Lage waren, ihren Arm unverkrampft fallen zu lassen.

Der Gravitationseffekt wurde durch „Schonhaltung" verfälscht. Um Vergleichswerte zu erzielen, verzichteten wir deshalb bei den männlichen gesunden Probanden (Kollektiv II) ebenfalls auf eine Schwerkraftbereinigung.

6 Statistische Analyse

Wir bestimmten für alle Variablen Mittelwert, Standardabweichung, Median und 95%-Konfidenz-Intervall ($p = 0,05$).

Signifikanzberechnungen erfolgten mit Hilfe des t-Tests für unverbundene Stichproben. Korrelationsanalysen erfolgten unter Berücksichtigung des Signifikanzniveaus.

IV Ergebnisse

1 Kollektiv I (schultergesunde Probandinnen)

1.1 EMG-Aktivität und Kraft in der Frontalebene

1.1.1 EMG-Aktivität M. supraspinatus

Bei allen getesteten Probandinnen war der Muskel in Abduktion aktiv. Die abgeleiteten EMG-Signale ergaben bei intervallweiser Ermittlung der durchschnittlichen Amplitude einen Aktivitätsverlauf von 0–180° mit einem plateauförmigen Maximum zwischen 60 und 96°. In diesem Abschnitt betrug die Höhe des Integrals zwischen 57 und 59% mit einem Konfidenzintervall von 41–75% (Medianwert).

Sowohl am Anfang als auch am Ende der Abduktionsbewegung wiesen die einzelnen EMG-Komplexe eine vergleichsweise hohe Beständigkeit auf. Die Aktivität des M. supraspinatus setzte unmittelbar bei Beginn der Abduktion ein und endete in einem Bereich von 153–180° (Abb. 7, Tabelle 2).

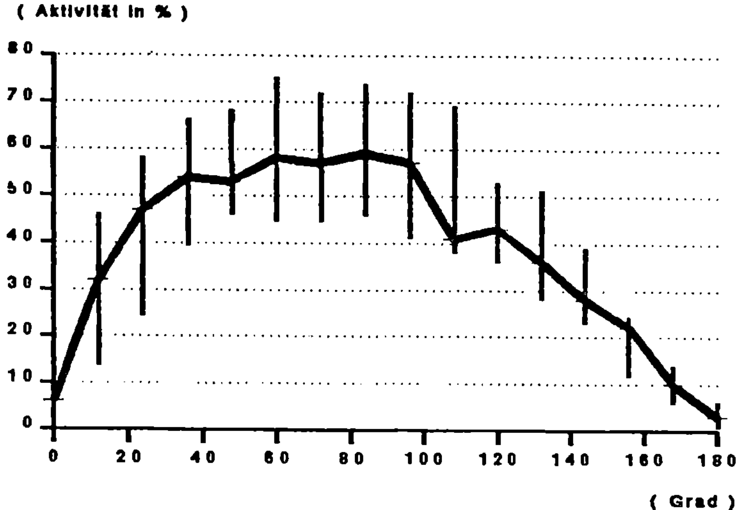

Abb. 7. EMG-Aktivität des M. supraspinatus bei Abduktion in der Frontalebene

Tabelle 2. Prozentuale EMG-Aktivität des M. supraspinatus bei Abduktion in der Frontalebene (x Mittelwert, σ^{n-1} Standardabweichung, M Median, KI Konfidenzintervall)

Grad	x	σ^{n-1}	M	KI
0	9	4,6	6	5–14
12	31	14,7	32	14–46
24	43	15,4	47	24–58
36	53	12,6	54	40–66
48	54	10,5	53	46–68
60	58	13,7	58	45–75
72	58	14,8	57	45–72
84	58	12,1	59	46–74
96	56	14,5	57	41–72
108	53	13,2	41	38–69
120	48	13,1	43	36–53
132	40	15,9	36	28–51
144	31	10,5	28	23–39
156	20·	9,5	22	12–24
168	9	4,4	10	6–14
180	3	2,8	3	1–6

Bei der Adduktion bot sich ein uneinheitliches Bild. Nur bei 40% der Probandinnen war der M. supraspinatus aktiv. Die aus der Amplitude errechneten Aktivitätsverlaufskurven der 4 Probandinnen zeigten ein völlig divergierendes und inhomogenes Bild, so daß eine weitere statistische Analyse aufgrund mangelnder Aussagefähigkeit unterblieb.

1.1.2 EMG-Aktivität M. infraspinatus

Ähnlich dem Aktivitätsmuster des M. supraspinatus weist der M. infraspinatus große EMG-Komplexe in der Abduktionsphase auf, die sich regelmäßig bei allen Testpersonen nachweisen ließen. Die Kurve, die sich aus den gemittelten Amplitudenwerten errechnete, zeigte eine Muskelaktivität in einem Bereich von 0–180° mit einem Spitzenwert von 32% zwischen 48 und 84°. In allen Fällen setzte die Muskelaktivität, vergleichbar der des M. supraspinatus, wiederum sofort bei 0° ein. Die Endpunkte der Aktivität variierten von 124–180° (x = 154°) (Abb. 8, Tabelle 3).

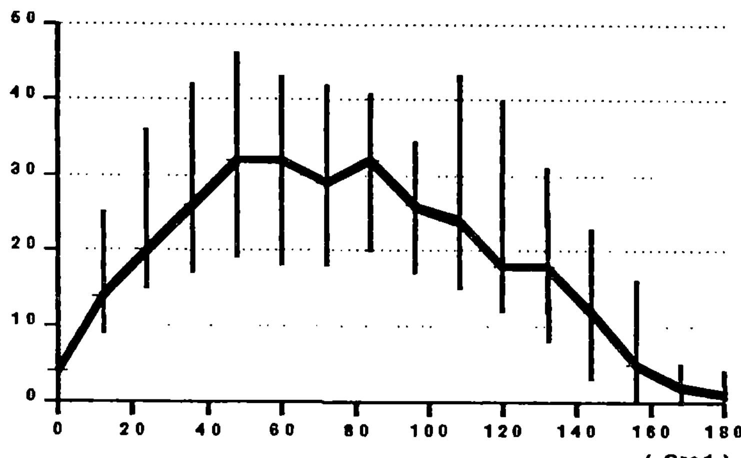

Abb. 8. EMG-Aktivität des M. infraspinatus bei Abduktion in der Frontalebene

Tabelle 3. Prozentuale EMG-Aktivität des M. infraspinatus bei Abduktion in der Frontalebene (x Mittelwert, σ^{n-1} Standardabweichung, M Median, KI Konfidenzintervall)

Grad	x	σ^{n-1}	M	KI
0	5	3,2	4	2– 9
12	17	8,3	14	9–25
24	25	11,4	20	15–36
36	29	10,5	26	17–42
48	31	11,7	32	19–46
60	31	12,1	32	18–43
72	30	10,5	29	18–42
84	29	9,7	32	20–41
96	26	9,3	26	17–36
108	27	11,3	24	15–43
120	24	13,3	18	12–40
132	21	14,4	18	8–31
144	15	13,9	12	3–23
156	9	11,8	5	0–16
168	4	8,6	2	0– 5
180	2	3,1	1	0– 4

Bei Adduktion war der Aktivitätsverlauf des vom M. infraspinatus abgeleiteten EMG völlig uneinheitlich. Bei 2 Probandinnen ließ sich während dieser Bewegung überhaupt keine elektrische Aktivität des Muskels nachweisen. Bei den übrigen variierten Anfang, Ende sowie auch Größe und Lokalisation des Punctum maximum stark. Die schrittweise Berechnung der Durchschnittswerte aus dem Integral ergab einen Kurvenverlauf von 0–180° mit einem relativen Maximum bei 132°, welches 15% des absoluten Maximums (sämtliche Übungen) ausmachte. Aufgrund der berechneten großen Streubreiten unterbleiben hier weitere Beschreibungen und Tabellen.

1.1.3 EMG-Aktivität M. subscapularis

Im Vergleich zu den Signalen der anderen 3 untersuchten Muskeln waren die EMG-Ableitungen des M. subscapularis von stark unterschiedlicher Qualität. Nicht sofort zu Beginn der Abduktion begann das elektromyographische Signal, sondern erst ab 24° Abduktion setzte ein leichter Aktivitätsanstieg ein. Bei 84° Abduktion wurde ein Gipfel (M = 34%) gefunden. Bis zum Ende der Abduktionsphase blieb ein schwaches, aber konstantes Signalmuster weiter bestehen (Abb. 9, Tabelle 4).

Auch die Adduktion war wiederum gekennzeichnet durch eine starke Wechselhaftigkeit der EMG-Signale mit einer breiten Streuung der Werte. Der M. subscapularis war während der gesamten Adduktionsbewegung aktiv und zeigte einen Aktivitätsgipfel von 22% bei 36°.

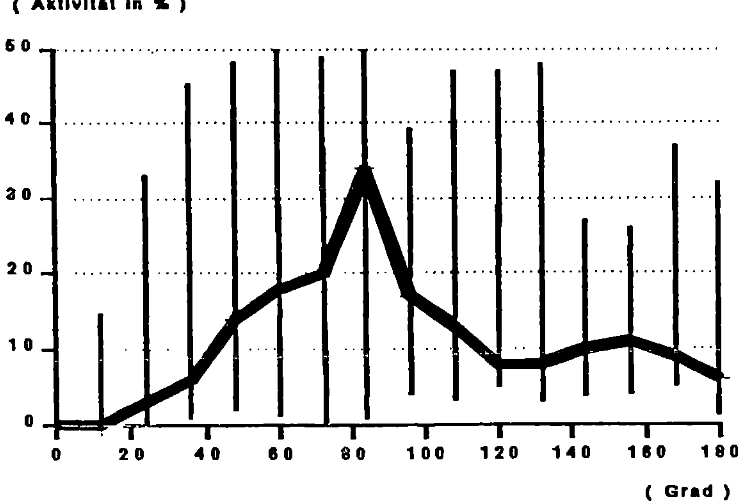

Abb. 9. EMG-Aktivität des M. subscapularis bei Abduktion in der Frontalebene

Tabelle 4. Prozentuale EMG-Aktivität des M. subscapularis bei Abduktion in der Frontalebene (x Mittelwert, σ^{n-1} Standardabweichung, M Median, KI Konfidenzintervall)

Grad	x	σ^{n-1}	M	KI
0	1	1,3	0	0– 2
12	4	7,0	0	0–16
24	9	13,2	3	0–33
36	14	18,4	6	1–45
48	18	19,8	14	2–48
60	22	20,6	18	1–50
72	23	21,4	20	0–49
84	28	21,6	34	1–50
96	21	17,9	17	4–39
108	18	18,3	13	3–47
120	15	17,9	8	5–47
132	16	18,0	8	3–48
144	14	14,5	10	4–27
156	13	11,2	11	4–26
168	14	14,4	9	5–37
180	11	12,8	6	1–32

1.1.4 EMG-Aktivität M. biceps brachii

Nahezu während der gesamten Bewegung der Abduktion zeigten sich starke EMG-Aktivitäten des M. biceps und dies regelmäßig bei allen Probandinnen. Die Berechnungen, denen die Amplitudendurchschnittswerte eines Integrationsintervalls zugrunde lagen, ergaben eine von 0–180° reichende Aktivität, deren Punctum maximum bei 132° lag. An dieser Stelle betrug die Amplitude 56% des absoluten Maximums, das für den M. biceps während der gesamten Untersuchung gefunden wurde. Im Original-EMG setzte die Aktivität in einem Bereich von 0–33° ein und endete zwischen 162 und 180°. Bemerkenswert war ein hohes Aktivitätsniveau im Bereich von 60–144°, wobei der Kurvenverlauf einen besonderen Anstieg oberhalb von 90° zu verzeichnen hatte (Abb. 10, Tabelle 5).

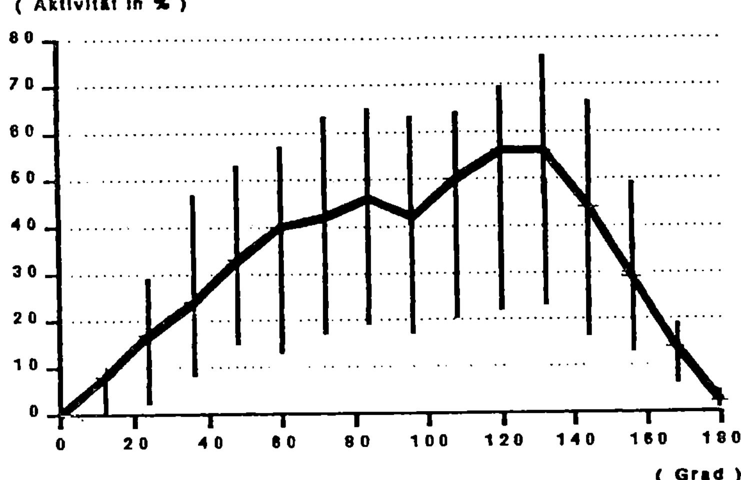

Abb. 10. EMG-Aktivität des M. biceps brachii bei Abduktion in der Frontalebene

Tabelle 5. Prozentuale EMG-Aktivität des M. biceps brachii bei Abduktion in der Frontalebene (x Mittelwert, σ^{n-1} Standardabweichung, M Median, KI Konfidenzintervall)

Grad	x	σ^{n-1}	M	KI
0	1	0,7	0	0– 1
12	8	9,5	8	0– 9
24	18	15,9	17	2–29
36	28	18,0	24	8–47
48	33	17,6	33	15–53
60	38	18,8	40	13–57
72	39	19,2	42	17–63
84	43	20,4	46	19–65
96	43	20,3	42	17–63
108	48	23,9	50	20–64
120	51	24,6	56	22–69
132	53	24,5	56	23–76
144	43	21,5	44	16–66
156	30	13,5	29	13–49
168	12	5,4	14	6–19
180	2	1,9	2	0– 4

Während der Adduktion kam es bei allen weiblichen Testpersonen zu einer EMG-Aktivität des M. biceps, im Vergleich zur Abduktion war sie jedoch deutlich schwächer. Aus der Mittelung der Amplituden resultierte eine Aktivität in einem Bereich von 180–12°, mit einem Punctum maximum von 17% bei 96°. Insgesamt zeigte der Aktivitätsverlauf während der Adduktion eine sehr große Streuung, so daß aufgrund der großen Standardabweichungen keine präzisen Folgerungen möglich sind.

42

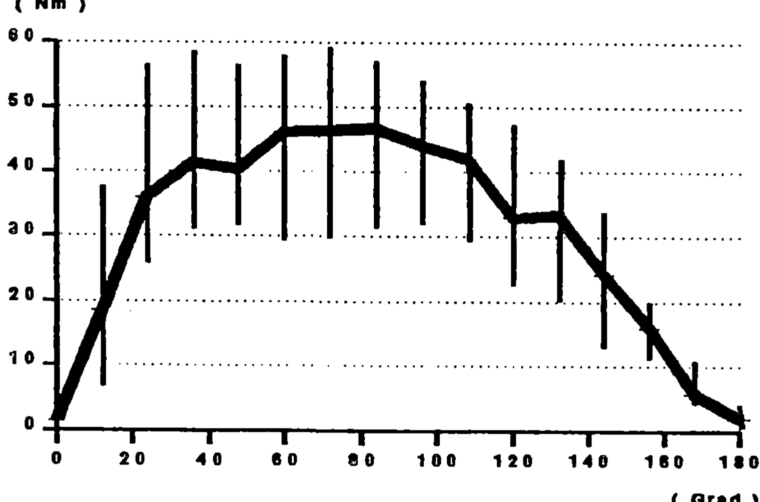

Abb. 11. Drehmoment (Nm) bei isokinetischer Abduktion

1.1.5 Drehmoment

Bei isokinetischer Abduktion (Winkelgeschwindigkeit 60°/s) zeigte die Drehmomentkurve einen sinusartigen Verlauf. Bei 84° Abduktion wurde ein maximales Drehmoment von 46,7 Nm erreicht. Setzt man diese 46,7 Nm zu 100% in Relation, zeigt sich, daß in einem Winkelbereich von 36–108° wenigstens 86% des maximal erreichbaren Drehmoments erbracht worden waren (Abb. 11, Tabelle 6).

Tabelle 6. Drehmoment bei isokinetischer (w = 60°/s) Abduktion (x Mittelwert, σ^{n-1} Standardabweichung, M Median, KI Konfidenzintervall)

Grad	x	σ^{n-1}	M	KI
0	2,2	1,6	1,4	0,6– 4,1
12	20,0	13,4	18,5	6,8–37,4
24	37,2	12,2	36,0	25,7–56,2
36	43,2	11,7	41,3	31,0–58,5
48	42,0	10,6	40,4	31,7–56,3
60	44,4	12,7	46,1	29,0–57,8
72	45,0	14,0	46,4	29,9–59,1
84	45,1	12,7	46,7	31,2–57,0
96	43,4	12,7	44,0	32,0–54,1
108	41,4	12,3	42,0	29,2–50,6
120	35,5	12,8	33,0	22,9–46,9
132	31,8	11,4	33,4	20,2–41,6
144	24,0	9,0	24,2	13,0–33,4
156	15,7	4,8	16,0	11,3–19,8
168	6,9	3,6	5,8	4,5–10,7
180	2,2	1,6	2,0	0,6– 4,1

Einen ebenfalls sinusartigen Verlauf zeigte die Drehmomentkurve bei der Adduktion, welche, wie schon bei der Abduktion, ein maximales Drehmoment von 45,4 Nm bei 84° aufwies. Für die Arbeit im Bereich zwischen 108 und 60° waren mindestens 87% des maximal erreichbaren Drehmoments nötig.

1.2 EMG-Aktivität und Kraft in der Sagittalebene

1.2.1 EMG-Aktivität M. supraspinatus

Während der Flexion zeigte der M. supraspinatus bei allen Probandinnen elektrophysiologische Aktivität. Von 0–180° reichte die Aktivitätsverlaufskurve, ihr Maximum lag bei 60°, entsprechend 39%. Auf die während der Flexionsbewegung maximal erreichte Aktivität bezogen war der M. supraspinatus im Bereich zwischen 24 und 96° Flexion zu 80–100% aktiv (Abb. 12, Tabelle 7).

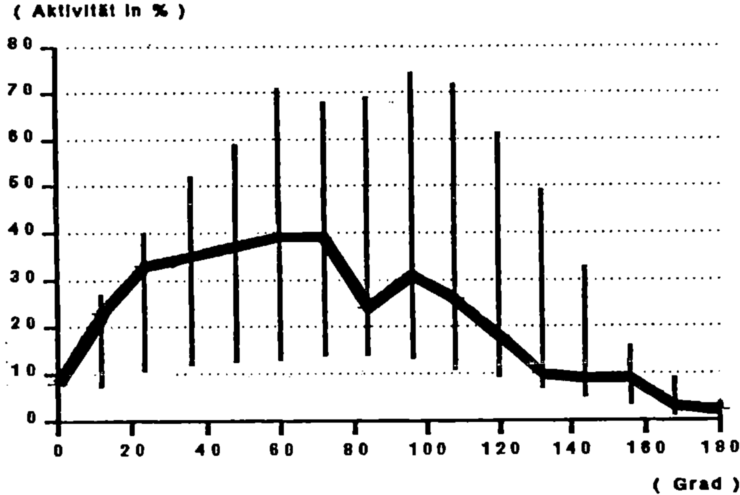

Abb. 12. EMG-Aktivität des M. supraspinatus bei Flexion in der Sagittalebene

Tabelle 7. Prozentuale EMG-Aktivität des M. supraspinatus bei Flexion in der Sagittalebene (x Mittelwert, σ^{n-1} Standardabweichung, M Median, KI Konfidenzintervall)

Grad	x	σ^{n-1}	M	KI
0	7	5,0	8	3–12
12	20	11,6	23	7–27
24	29	14,3	33	11–40
36	34	17,0	35	12–52
48	38	17,7	37	13–59
60	40	21,2	39	13–71
72	41	23,0	39	14–68
84	39	22,9	34	14–69
96	38	25,0	31	13–74
108	34	24,1	26	11–72
120	28	24,0	18	9–61
132	21	20,0	10	7–49
144	15	13,2	9	5–33
156	10	7,1	9	3–16
168	5	3,7	3	1– 9
180	1	1,4	2	0– 3

Nur bei einer einzigen Probandin fand sich während der Extension ein EMG-Signal des M. supraspinatus.

1.2.2 EMG-Aktivität M. infraspinatus

Das sich aus den Durchschnittswerten der Amplituden ergebende Aktivitätsmuster des M. infraspinatus zeigte eine elektrische Erregung während der gesamten Flexion von 0°–180° mit einem Höchstwert von 41% (Medianwert) bei 120° Flexion. Der sinusartige Kurvenverlauf zeigte einen breiten Gipfel zwischen 84 und 144°, wobei in diesem Bereich mindestens 80% der maximal erreichten elektrischen Aktivität gefunden wurden (Abb. 13, Tabelle 8).

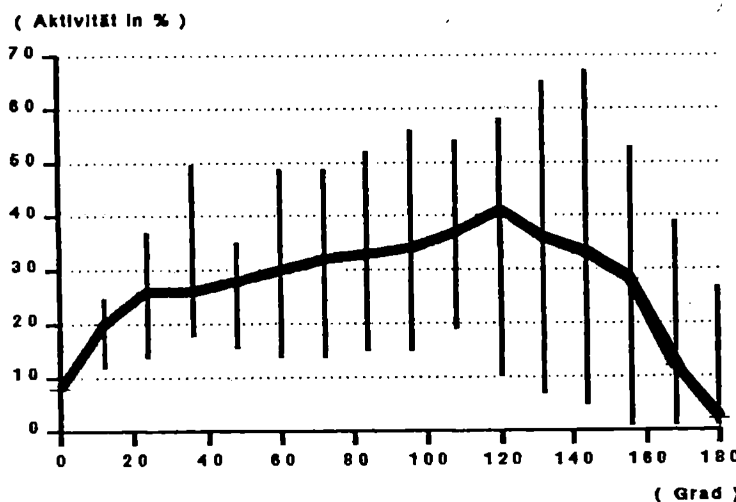

Abb. 13. EMG-Aktivität des M. infraspinatus bei Flexion in der Sagittalebene

Tabelle 8. Prozentuale EMG-Aktivität des M. infraspinatus bei Flexion in der Sagittalebene (x Mittelwert, σ^{n-1} Standardabweichung, M Median, KI Konfidenzintervall)

Grad	x	σ^{n-1}	M	KI
0	11	10,5	8	6–13
12	25	18,0	20	12–25
24	29	18,9	26	14–37
36	31	17,2	26	18–50
48	32	15,2	28	16–35
60	32	14,7	30	14–49
72	33	15,5	32	14–49
84	33	16,1	33	15–52
96	33	17,0	34	15–56
108	35	15,5	37	19–54
120	37	20,0	41	10–58
132	36	24,5	36	7–65
144	35	27,5	33	5–67
156	28	23,6	28	1–53
168	17	14,8	12	1–39
180	4	3,9	2	1–27

Auch in Retroversion war der Muskel aktiv, dies traf für alle Testpersonen zu. Die dabei gefundene Aktivität war jedoch schwächer und kürzer als die vergleichbare während der Anteversion. Von 180–0° reichte der Aktivitätskurvenverlauf. Bei 138° wurde eine maximale Muskelaktivität von 27% gefunden.

1.2.3 EMG-Aktivität M. subscapularis

Für die Anteversion ergab sich aufgrund der Berechnung des Integralmittelwerts eine durchgehende Aktivität von 0–180°. Dabei verlief die Aktivitätskurve sehr flach, mit einem Maximum von nur 7% bei 36° Flexion (Abb. 14, Tabelle 9).

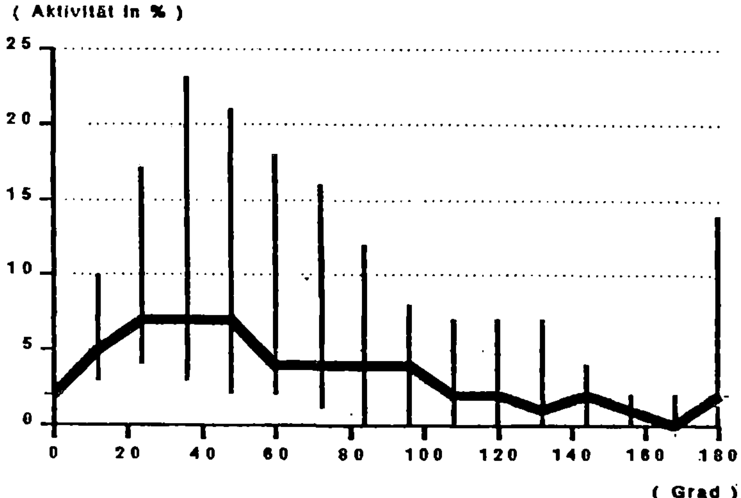

Abb. 14. EMG-Aktivität des M. subscapularis bei Flexion in der Sagittalebene

Tabelle 9. Prozentuale EMG-Aktivität des M. subscapularis bei Flexion in der Sagittalebene (x Mittelwert, σ^{n-1} Standardabweichung, M Median, KI Konfidenzintervall)

Grad	x	σ^{n-1}	M	KI
0	3	1,8	2	1– 5
12	6	3,7	5	3–10
24	9	6,5	7	4–17
36	10	8,1	7	3–23
48	10	8,0	7	2–21
60	8	8,2	4	2–18
72	7	7,4	4	1–16
84	6	7,7	4	0–12
96	5	6,2	4	0– 8
108	4	5,1	2	0– 7
120	4	5,3	2	0– 7
132	3	5,1	1	0– 7
144	3	3,7	2	0– 4
156	2	2,7	1	0– 2
168	1	3,4	0	0– 2
180	4	5,8	2	0–14

Im Vergleich zur Flexionsbewegung fanden sich in Retroversion stärkere EMG-Signale: Bei allen Probandinnen war der M. subscapularis aktiv, die Aktivität reichte von 180–0°, mit einem mittleren Maximum von 26% bei 156°.

1.2.4 EMG-Aktivität M. biceps brachii

Bei allen Probandinnen ließ sich während der Anteversion eine fast die gesamte Bewegung andauernde Aktivität feststellen. Auf dem Integral beruhende Berechnungen der durchschnittlichen Aktivitätskurve ergaben folglich einen Verlauf von 0–180° mit Punctum maximum von 47% bei 36°. Im Bereich von 12–84° zeigte der M. biceps seine größte Aktivität, hier lag die Muskelaktivität zwischen 80–100% (Abb. 15, Tabelle 10).

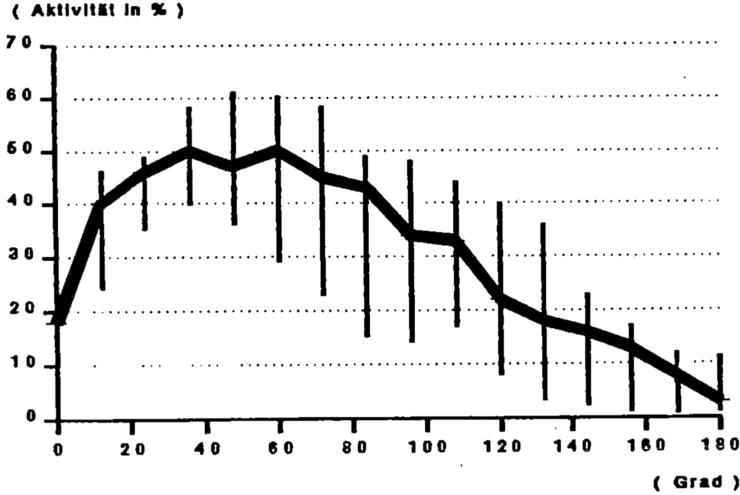

Abb. 15. EMG-Aktivität des M. biceps bei Flexion in der Sagittalebene

Tabelle 10. Prozentuale EMG-Aktivität des M. biceps bei Flexion in der Sagittalebene (x Mittelwert, σ^{n-1} Standardabweichung, M Median, KI Konfidenzintervall)

Grad	x	σ^{n-1}	M	KI
0	19	6,7	18	12–26
12	37	8,7	40	24–46
24	43	8,4	46	35–49
36	47	11,0	50	40–58
48	46	13,7	47	36–61
60	45	15,8	50	29–60
72	41	15,9	45	23–58
84	37	15,9	43	15–49
96	33	13,9	34	14–48
108	31	13,4	33	17–44
120	24	12,6	22	8–40
132	20	13,2	18	3–36
144	15	9,6	16	2–23
156	12	7,5	13	1–17
168	8	6,2	8	0–12
180	5	5,7	3	1–11

Die während der Retroversion registrierten Aktivitäten waren sehr viel uneinheitlicher. Eine Person wies überhaupt keine elektrische Aktivität bei dieser Bewegung auf. Bei den übrigen untersuchten Aktivitätskurven variierten Länge und Amplitude der EMG-Komplexe erheblich. Auffällig war, daß jegliche, während der Retroversion gefundene Muskelaktivität in der ersten (oberen) Hälfte der Bewegung lag. In der zweiten Hälfte der Retroversion war bei keiner Testperson EMG-Aktivität nachweisbar. So fanden wir einen Aktivitätsverlauf von 180–84°, dessen Gipfel mit 17% bei 144° lag.

1.2.5 Drehmoment

Bei isokinetischer Flexion (Winkelgeschwindigkeit 60°/s) zeigte die Drehmomentkurve einen zweigipfeligen Verlauf. Bei 24° (x = 40,3 Nm) wurde ein erster Höhepunkt erreicht, der zweite Gipfel lag bei 120° Flexion (x = 42,0 Nm). Der Kraftbedarf zwischen diesen beiden Gipfelpunkten lag auf einem hohen Niveau (80–100%) (Abb. 16, Tabelle 11).

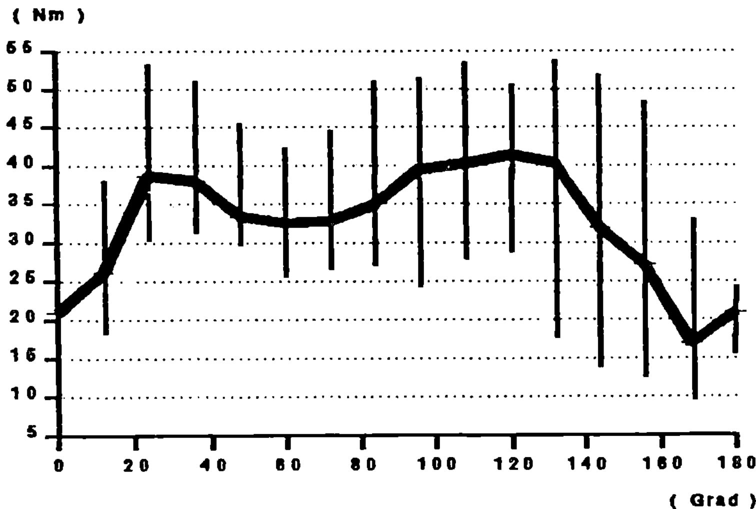

Abb. 16. Drehmoment (Nm) bei isokinetischer Flexion

Tabelle 11. Drehmoment (Nm) bei isokinetischer (w = 60°/s) Flexion (x Mittelwert, σ^{n-1} Standardabweichung, M Median, KI Konfidenzintervall)

Grad	x	σ^{n-1}	M	KI
0	20,2	4,1	21,0	15,5–24,4
12	28,4	8,3	26,2	18,1–38,0
24	40,3	12,0	38,7	30,2–53,5
36	39,0	14,2	38,0	31,3–51,1
48	36,8	15,1	33,4	29,4–45,5
60	35,7	15,7	32,6	25,5–42,3
72	36,0	16,3	32,8	26,5–44,4
84	38,9	16,0	35,0	27,0–50,9
96	39,4	16,8	39,5	24,1–51,1
108	41,0	16,1	40,3	27,6–53,4
120	42,0	14,4	41,4	28,9–50,6
132	40,0	15,8	40,3	17,3–53,6
144	35,2	16,5	31,9	13,7–51,9
156	29,0	15,1	27,1	12,3–48,1
168	19,6	11,0	16,9	9,2–33,1
180	20,2	4,1	21,0	15,5–24,4

Zeigte die Drehmomentkurve während der Flexion einen biphasischen Verlauf, fanden wir während der Rückführbewegung einen sinusartigen Kurvencharakter. Bei 72° registrierten wir ein maximales Drehmoment von im Durchschnitt 60,7 Nm.

1.3 EMG-Aktivität und Kraft bei Rotation um die Humeruslängsachse

Zur Untersuchung der 3. Bewegungsebene im Schultergelenk wurden die Muskeln bei 90° abduziertem Oberarm und Rotation um die Humeruslängsachse untersucht. Als Ausgangsposition diente die Lage, bei welcher der Patient mit dem Rücken flach auf dem UBXT-Tisch lag, der Oberarm 90° abduziert, der Unterarm senkrecht zur Körperlängsachse und das Handgelenk in Pronationsstellung war. In dieser Position betrug die Rotation im Schultergelenk 0°. Aus dieser 0°-Position reichte die Innenrotation bis –90° auf dem Goniometer des Cybex II, die Außenrotation reichte bis +90°. Auf der Meßskala erstreckte sich der Bewegungsbereich von –90° (maximale Innenrotation) bis +90° (maximale Außenrotation).

1.3.1 EMG-Aktivität M. supraspinatus

Der M. supraspinatus entwickelte bei allen Probandinnen regelmäßig elektromyographische Aktivität während der Außenrotation. Die Kurve zeigte einen sinusartigen Verlauf, wobei – bei einem Bereich von –90 bis +90° – die Verlaufskurve mit 30% (Medianwert) bei +6° ihren Höhepunkt erreicht hatte. Zwischen 80 und 100% der maximalen Aktivität zeigte der M. supraspinatus im Bereich von –6 bis +30° (Abb. 17, Tabelle 12).

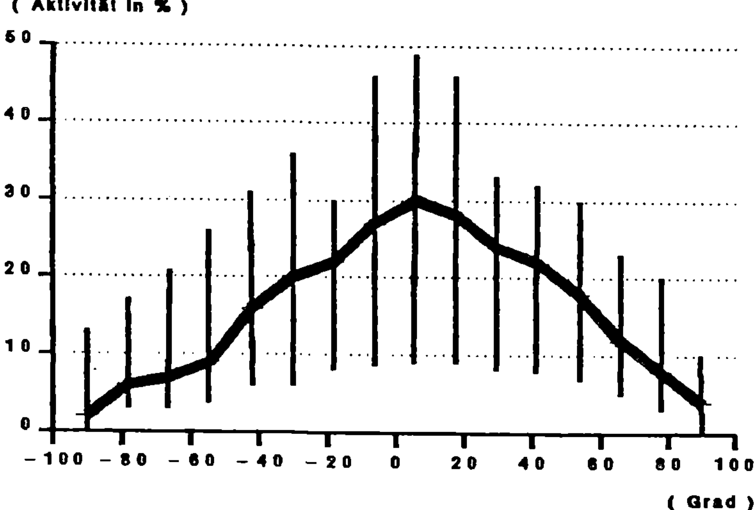

Abb. 17. EMG-Aktivität des M. supraspinatus bei Außenrotation um die Humeruslängsachse

Tabelle 12. Prozentuale EMG-Aktivität des M. supraspinatus bei Außenrotation um die Humeruslängsachse (x Mittelwert, σ^{n-1} Standardabweichung, M Median, KI Konfidenzintervall)

Grad	x	σ^{n-1}	M	KI
−90	4	5,0	2	0–13
−78	9	8,1	6	3–17
−66	11	10,4	7	3–21
−54	13	10,7	9	4–26
−42	17	11,1	16	6–31
−30	21	12,4	20	6–36
−18	23	12,4	22	8–30
−6	26	14,4	27	9–46
+6	27	15,8	30	9–49
+18	25	14,2	28	9–46
+30	22	12,5	24	8–33
+42	19	11,2	22	8–32
+54	17	9,2	18	7–30
+66	13	7,9	12	5–23
+78	11	7,9	8	3–20
+90	5	4,0	4	0–10

Nur bei einer einzigen Probandin konnte man während der Innenrotation eine deutlich abgrenzbare und auswertbare EMG-Aktivität des M. supraspinatus finden. Die dabei maximal gefundene Aktivität betrug nur 6%. Eine weitere Probandin hatte zwar ebenfalls deutliche elektromyographische Aktivität in Innenrotation, aber die Aufzeichnung der EMG-Aktivität war jedoch im Kurvenverlauf völlig unregelmäßig und abgehackt, so daß eine objektive Auswertung der Aktivität bei Innenrotation nicht möglich war. Alle anderen 8 Probandinnen zeigten keinerlei elektromyographische Signale des M. supraspinatus in Innenrotation.

1.3.2 EMG-Aktivität M. infraspinatus

Bei allen Testpersonen ließ sich regelmäßig vom M. infraspinatus während der Außenrotation EMG-Aktivität ableiten. Der Umfang der Aktivität erstreckte sich von −90 bis +90°. Bei insgesamt sinusartigem (monophasischem) Verlauf hatte die Kurve einen breiten Gipfel (Aktivitätsniveau über 80%) in einem Sektor zwischen +6 und +54° Außenrotation. Eine Spitzenaktivität von 42% (Medianwert) entwickelte der M. supraspinatus bei +42° Außenrotation (Abb. 18, Tabelle 13).

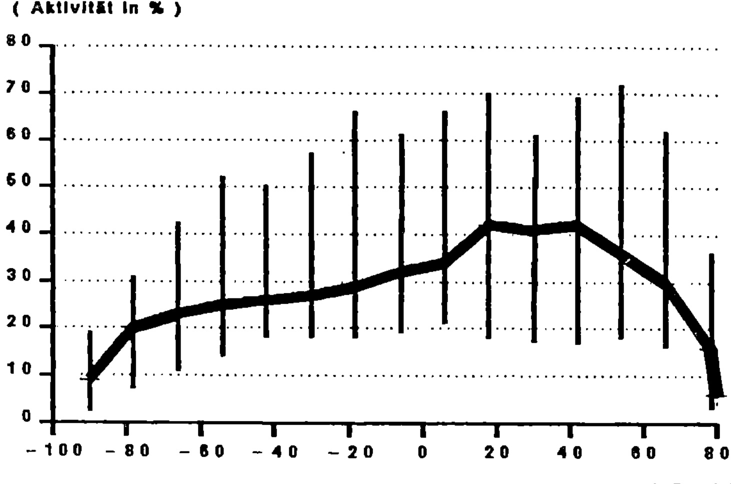

Abb. 18. EMG-Aktivität des M. infraspinatus bei Außenrotation um die Humeruslängsachse

Tabelle 13. Prozentuale EMG-Aktivität des M. infraspinatus bei Außenrotation um die Humeruslängsachse (x Mittelwert, σ^{n-1} Standardabweichung, M Median, KI Konfidenzintervall)

Grad	x	σ^{n-1}	M	KI
−90	11	9,1	9	2–19
−78	22	12,7	20	7–31
−68	25	13,8	23	11–42
−54	29	17,0	25	14–52
−42	30	16,2	26	18–50
−30	32	17,7	27	18–57
−18	36	18,4	29	18–66
− 6	36	17,8	32	19–61
+ 6	38	18,2	34	21–66
+18	43	21,0	42	18–70
+30	42	19,4	41	17–61
+42	44	20,2	42	17–69
+54	40	20,0	36	18–72
+66	34	20,2	30	16–62
+78	22	18,2	16	8–36
+90	9	10,6	6	3– 9

Der M. infraspinatus war bei 7 von 10 ausgewerteten Probandinnen auch in Innenrotation deutlich aktiv. Drei Probandinnen wiesen eine Aktivität ausschließlich während der Außenrotation, nicht jedoch in Innenrotation auf. Die sehr flache EMG-Kurve begann bei +18° und endete bei −90°, mit einem breiten Gipfel zwischen −54 und −78° und einer maximalen Signalaktivität von 9%.

1.3.3 EMG-Aktivität M. subscapularis

Der M. subscapularis war entsprechend seiner Funktion als klassischer Innenrotator bei allen Probandinnen während der Innenrotation aktiv. Die Aktivität erstreckte sich von +90 bis –90°, bei steilem Anstieg und breitem Gipfel lag das Aktivitätsmaximum bei –18°, entsprechend 46% (Medianwert). Von allen aus den 4 Muskeln abgeleiteten Aktivitätskurven hatte diejenige des M. subscapularis in Innenrotation die größte Regelmäßigkeit und Gleichförmigkeit aufzuweisen (Abb. 19, Tabelle 14).

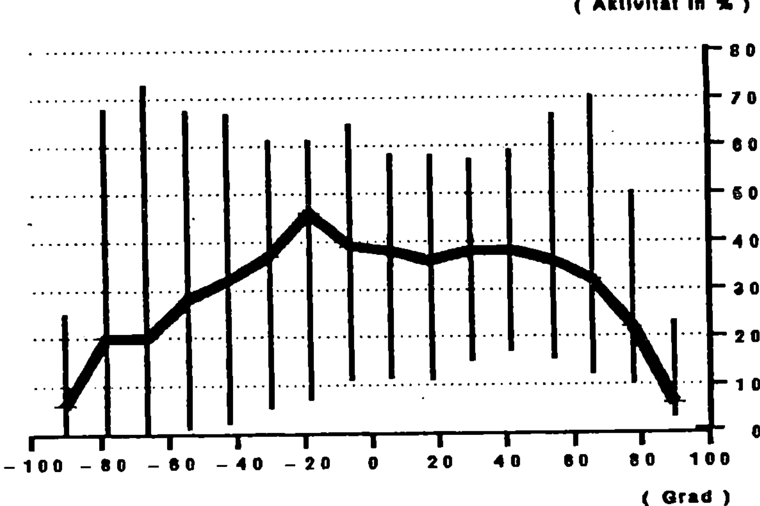

Abb. 19. EMG-Aktivität des M. subscapularis bei Innenrotation um die Humeruslängsachse

Tabelle 14. Prozentuale EMG-Aktivität des M. suscapularis bei Innenrotation um die Humeruslängsachse (x Mittelwert, σ^{n-1} Standardabweichung, M Median, KI Konfidenzintervall)

Grad	x	σ^{n-1}	M	KI
+90	12	12,5	6	3–23
+78	29	18,1	22	10–50
+66	37	23,2	32	12–70
+54	38	22,0	36	15–66
+42	39	20,3	38	17–61
+30	38	19,1	38	15–37
+18	39	20,3	36	11–58
+6	36	19,6	38	11–58
–6	37	23,1	39	11–64
–18	40	24,8	46	7–61
–30	38	25,8	37	5–61
–42	39	30,0	32	2–70
–54	37	30,6	28	1–68
–66	35	34,4	20	0–73
–78	29	29,3	20	0–68
–90	10	13,3	6	0–25

In Außenrotation konnte nur bei 7 Testpersonen eine Aktivität des M. subscapularis nachgewiesen werden. Wir fanden hier ein spiegelbildliches Verhalten zum M. infraspinatus bei Innenrotation. Es fand sich eine sehr flache Kurve, welche bei –90° begann und bei +54° endete. Zwischen +66 und +54° fanden wir eine geringe Signalanhäufung von nur 7%.

1.3.4 EMG-Aktivität M. biceps brachii

Konstant zeigte sich bei allen Probandinnen während der gesamten Außenrotation EMG-Aktivität im M. biceps. Die aus den Amplituden errechnete Kurve dieser Aktivität umfaßte den gesamten Bewegungsumfang der Außenrotation von –90 bis +90°. sie hatte ihr Maximum bei –18° mit einem breiten Gipfel zwischen –30 und +30° entsprechend einem prozentualen Aktivitätsniveau von über 80%. Bei insgesamt niederer Amplitudenhöhe zeigte die Aktionskurve einen konstanten monophasischen Verlauf (Abb. 20, Tabelle 15).

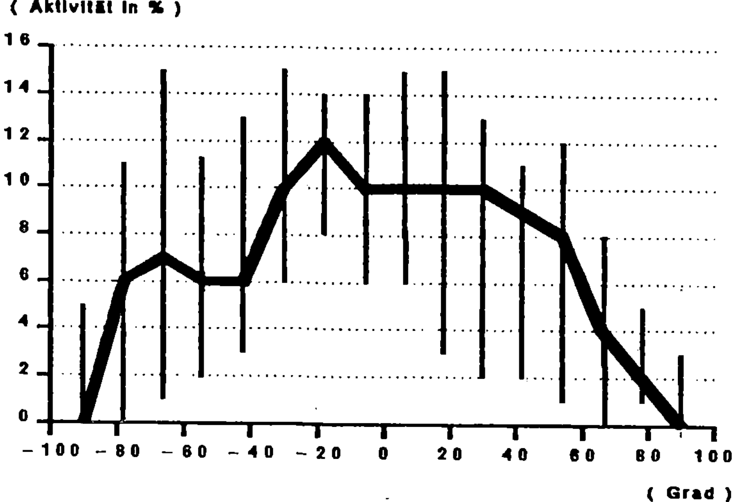

Abb. 20. EMG-Aktivität des M. biceps bei Außenrotation um die Humeruslängsachse

Tabelle 15. EMG-Aktivität des M. biceps bei Außenrotation um die Humeruslängsachse (x Mittelwert, σ^{n-1} Standardabweichung, M Median, KI Konfidenzintervall)

Grad	x	σ^{n-1}	M	KI
−90	2	2,4	0	0– 5
−78	6	4,7	6	0–11
−66	8	5,6	7	1– 5
−54	7	4,8	6	2–12
−42	8	4,6	6	3–13
−30	10	4,5	10	6–15
−18	11	4,1	12	8–14
− 6	11	4,4	10	6–14
+ 6	10	4,4	10	6–15
+18	9	4,8	10	3–15
+30	9	5,0	10	2–13
+42	8	4,7	9	2–11
+54	6	4,5	8	1–12
+66	4	3,1	4	0– 8
+78	3	3,0	2	1– 5
+90	1	1,2	0	0– 3

In Innenrotation ist der M. biceps elektromyographisch still. Bei nur einer einzigen Testperson fand sich ein elektromyographisches Signal auch in Innenrotation, welches nur eine geringe Amplitudenhöhe von maximal 9% in einem schmalen Aktivitätsbereich von +90 bis +30° aufwies.

1.3.5 Drehmoment

Man könnte den Verlauf der Drehmomentkurve bei Außenrotation durch ein hohes Plateau zwischen −54 und +54° mit einem langsamen Ansteigen zum Gipfel bei +18 bis +42° beschreiben. Während dieses Plateaus wurden 85% des maximalen Drehmoments in Außenrotation erreicht, das größte Drehmoment wurde mit 18,9 Nm gemessen (Abb. 21, Tabelle 16).

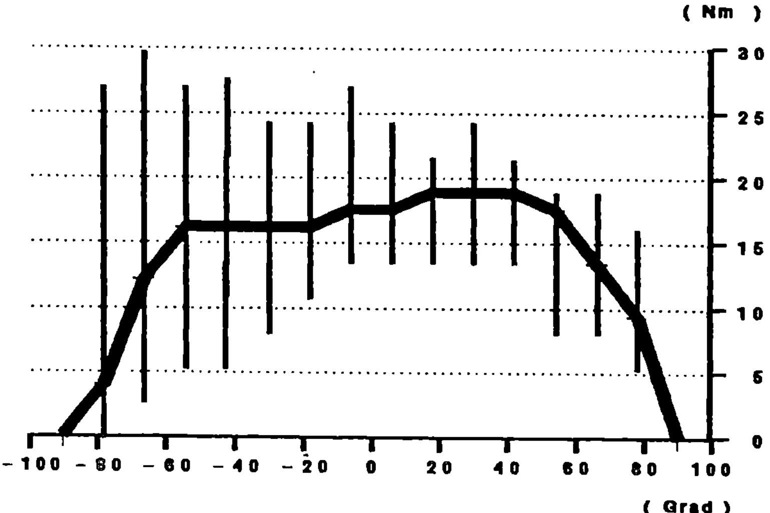

Abb. 21. Drehmoment (Nm) bei isokinetischer Außenrotation um die Humeruslängsachse

Tabelle 16. Drehmoment (Nm) bei isokinetischer (w = 60°/s Außenrotation um die Humeruslängsachse (x Mittelwert, σ^{n-1} Standardabweichung, M Median, KI Konfidenzintervall)

Grad	x	σ^{n-1}	M	KI
−90	0	0	0	
−78	8,6	11,7	4,0	0 −27
−66	15,4	12,7	12,2	2,7–29,7
−54	16,7	12,6	16,2	5,4–27,0
−42	17,6	13,0	16,2	5,4–27,6
−30	18,1	13,0	16,2	8,1–24,3
−18	18,9	14,2	16,2	10,8–24,3
− 6	19,7	11,5	17,6	13,5–27,0
+ 6	18,4	6,7	17,6	13,5–24,3
+18	18,6	7,7	18,9	13,5–21,6
+30	17,8	6,5	18,9	13,5–24,3
+42	16,7	4,4	18,9	13,5–21,6
+54	15,9	5,2	17,6	8,1–18,9
+66	13,2	5,3	13,5	8,1–18,9
+78	10,0	5,6	9,4	5,4–16,2
+90	0	0	0	0

Einen nahezu identischen Kurvenverlauf fanden wir bei Innenrotation. Auch hier war ein Plateau im Bereich von +42 bis −42° mit einem breiten Gipfel zwischen −18 und −30° gefunden worden. Im Bereich dieses Plateaus betrug das Drehmoment mindestens 93% des Maximums, wobei letzteres bei 18,9 Nm lag (Abb. 22, Tabelle 17).

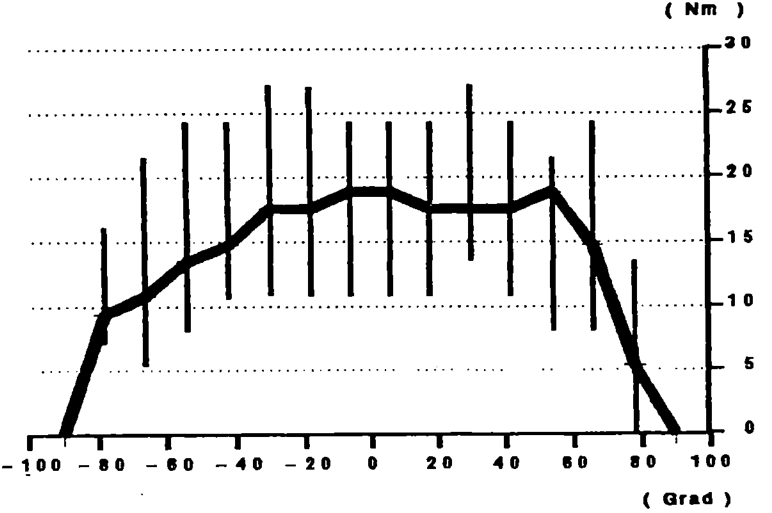

Abb. 22. Drehmoment (Nm) bei isokinetischer Innenrotation um die Humeruslängsachse

Tabelle 17. Drehmoment (Nm) bei isokinetischer (w = 60°/s) Innenrotation um die Humeruslängsachse (x Mittelwert, σ^{n-1} Standardabweichung, M Median, KI Konfidenzintervall)

Grad	x	σ^{n-1}	M	KI
+90	0	0	0	0
+78	6,5	7,9	5,4	0 −13,5
+66	15,7	7,2	14,8	8,1–24,3
+54	17,5	6,8	18,9	8,1–21,6
+42	17,5	6,1	17,6	10,8–24,3
+30	17,8	6,1	17,6	13,5–27,0
+18	17,5	5,3	17,6	10,8–24,3
+ 6	17,5	5,7	18,9	10,8–24,3
− 6	18,6	5,3	18,9	10,8–24,3
−18	18,6	6,4	17,6	10,8–27,0
−30	18,4	6,7	17,6	10,8–27,0
−42	16,5	7,3	14,8	10,8–24,3
−54	15,1	8,5	13,5	8,1–24,3
−66	12,7	8,0	10,8	5,4–21,6
−78	9,5	6,5	9,4	7,2–16,2
−90	0	0	0	−

1.4 Zusammenfassung der Ergebnisse (Kollektiv I)

1.4.1 EMG-Aktivität bei Abduktion in der Frontalebene

Bei Abduktion in der Frontalebene waren sämtliche untersuchten Muskeln in einem Bereich von 0–180° aktiv. Der M. supraspinatus erreichte seine maximale Aktivität von 59% bei einer Winkelposition von 84°. Eine nahezu ähnlich hohe Aktivität von maximal 56% registrierten wir in einer Winkelposition zwischen 120 und 132° beim M. biceps. Die elektrische Aktivität des M. infraspinatus lag deutlich niedriger mit einem Maximum von 32%, welches in einem Winkelbereich von 48–60° und in einem 2. Gipfel bei 84° erreicht wurde. Bei gleichem Abduktionswinkel von 84° (wie der M. supraspinatus) erreicht auch der M. subscapularis seine maximale elektromyographische Aktivität von 34% (Tabelle 18).

Tabelle 18. EMG-Aktivität (%) bei Abduktion in der Frontalebene (*SSP* M. supraspinatus, *ISP* M. infraspinatus, *SCP* M. subscapularis, *BS* M. biceps)

	Aktivitäts- bereich (°)	Maximale Aktivität (%)	Winkel- position (°)
SSP	0–180	59	84
ISP	0–180	32	48–60 (84)
SCP	0–180	34	84
BS	0–180	56	120–132

1.4.2 EMG-Aktivität bei Flexion in der Sagittalebene

Wie schon bei Abduktion, waren sämtliche untersuchten Muskeln auch bei Flexion im gesamten Untersuchungsbereich von 0–180° aktiv. Zwischen 60 und 72° erreichte der M. supraspinatus seine maximale Aktivität von 39%, ein ähnlich hohes Signal von 41% erreichte der M. infraspinatus bei 120°. Das höchste Potential fand sich mit 50% beim M. biceps in einem Bereich zwischen 36 und 60°, das schwächste Signal fanden wir beim M. subscapularis mit nur 7% bei einer Winkelposition zwischen 24 und 48° (Tabelle 19).

Tabelle 19. EMG-Aktivität (%) bei Flexion in der Sagittalebene (*SSP* M. supraspinatus, *ISP* M. infraspinatus, *SCP* M. subscapularis, *BS* M. biceps)

	Aktivitäts- bereich (°)	Maximale Aktivität (%)	Winkel- position (°)
SSP	0–180	39	60–72
ISP	0–180	41	120
SCP	0–180	7	24–48
BS	0–180	50	36–60

1.4.3 EMG-Aktivität bei Rotation um die Humeruslängsachse

Auch bei Rotation gab es keinen der 4 Muskeln, der inaktiv geblieben wäre. Wir fanden die maximale Aktivität von 30% für den M. supraspinatus bei einer Außenrotationsposition von +6°. Der klassische Außenrotator, der M. infraspinatus, hatte seine maximale Aktivität von 42% bei 42° Außenrotation, der klassische Innenrotator, der M. subscapularis, hatte eine ähnlich hohe maximale Aktivität von 46% bei Innenrotation von 18°. Wenn auch ein niedriger, so jedoch ein konstanter Aktivitätsgipfel von 12% fand sich beim M. biceps in einer Außenrotationsposition von −18° (Tabelle 20).

Tabelle 20. EMG-Aktivität (%) bei Rotation um die Humeruslängsachse (*SSP* M. supraspinatus, *ISP* M. infraspinatus, *SCP* M. subscapularis, *BS* M. biceps, *AR* Außenrotation, *IR* Innenrotation))

	Aktivitäts- bereich (°)	Maximale Aktivität (%)	Winkel position (°)
SSP	−90 +90 (AR)	30	+ 6
ISP	−90 +90 (AR)	42	+42
SCP	+90 −90 (IR)	46	−18
BS	−90 +90 (AR)	12	−18

1.4.4 Drehmoment

Zur Evaluation des in den einzelnen Bewegungsebenen erforderlichen Kraftbedarfs dient die Berechnung des maximalen Drehmoments. Sie ist jedoch nur eine Bestimmung einer Einzelgröße. Genaueren Aufschluß liefert die Gesamtsumme aller gemessenen Drehmomentwerte (Abb. 23, Tabelle 21).

Für das maximale Drehmoment ergab sich folgende Reihenfolge (nach Größe geordnet):

- Extension
- Adduktion
- Abduktion
- Flexion
- Außenrotation
- Innenrotation

Unter Berücksichtigung der Gesamtsumme aller gemessenen Drehmomentwerte ergibt sich eine Änderung der Reihenfolge (nach Größe geordnet):

- Extension
- Flexion
- Abduktion
- Adduktion
- Innenrotation
- Außenrotation

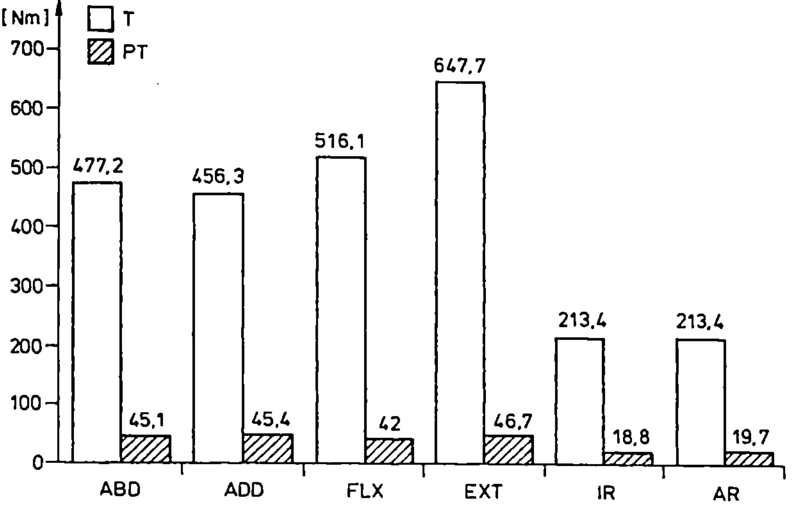

Abb. 23. Maximales Drehmoment (*PT*) und Gesamtsumme aller gemessenen Drehmomentwerte (*T*) während Abduktion (*ABD*), Adduktion (*ADD*), Anteversion (*FLX*), Extension (*EXT*), Innenrotation (*IR*) und Außenrotation (*AR*) in Newtonmeter (Nm)

Tabelle 21. Maximales Drehmoment (Nm) in allen Bewegungsebenen (*PT* maximales Drehmoment (peak torque), *WPT(°)* Winkelstellung bei Erreichen des maximalen Drehmoments, *T* Gesamtsumme aller gemessenen Drehmomentwerte, *ABD* Abduktion, *ADD* Adduktion, *FLX* Flexion, *EXT* Extension, *IR* Innenrotation, *AR* Außenrotation)

	PT	WPT(°)	T
ABD	45,1	84	477,2
ADD	45,4		456,3
FLX	42,0	120	516,1
EXT	60,7		647,7
IR	18,6	−6	213,4
AR	19,7	+ 18	213,4

Betrachtet man das Kraftverhältnis innerhalb der einzelnen Bewegungsebenen, fand sich nahezu ein Gleichgewicht der Kräfte gemessen am Drehmoment zwischen Innen- und Außenrotatoren sowie Abduktoren und Adduktoren. Lediglich in der Sagittalebene war die Kraft der Extensoren deutlich größer als die der Flexoren (Tabelle 22).

Tabelle 22. Kraftverhältnis der Agonisten und Antagonisten (*PT* maximales Drehmoment (peak torque), *T* Gesamtsumme aller gemessenen Drehmomentwerte, *ABD* Abduktion, *ADD* Adduktion, *FLX* Flexion, *EXT* Extension, *IR* Innenrotation, *AR* Außenrotation)

	PT	T
IR : AR	0,94	1,0
EXT : FLX	1,45	1,25
ADD : ABD	1,01	0,96

2 Kollektiv II (schultergesunde Probanden)

2.1 Kraft und Bewegungsumfang in der Frontalebene

Bei der Testung der Kraft in der Frontalebene bei der Abduktionsbewegung entwickelten die gesunden Probanden ein mittleres maximales Drehmoment von 41,0 Nm auf der dominanten und 39,0 Nm auf der nicht dominanten Seite. Die bei maximalem Drehmoment erreichte Winkelstellung lag bei 30,0° auf der dominanten bzw. 26,0° auf der nicht dominanten Seite. Bei der rückläufigen Bewegung in der Frontalebene, d. h. bei Adduktion, kam es zu einem deutlich höheren Drehmomentspitzenwert: 68,0 Nm auf der dominanten bzw. 61,0 Nm auf der nicht dominanten Seite. Die diesen zuzuordnenden Winkelpositionen lagen bei 66,0 (dominante Seite) und 62,0° (nicht dominante Seite).

Bei der Betrachtung des Verhältnisses des maximalen Drehmoments von Adduktion zu Abduktion ergab sich kein signifikanter Unterschied bei der Mittelwertberechnung zwischen dominanter und nicht dominanter Seite, 1,54 versus 1,56. Das heißt, das Kräfteverhältnis zwischen Antagonist und Agonist bleibt im Seitenvergleich unverändert, obwohl generell die Kraft des nicht dominanten Arms geringer war (Abduktion 8%, Adduktion 9%). Für die Adduktion war dies statistisch signifikant (Signifikanzniveau <0,001).

Im Bewegungsumfang in der Frontalebene ergab sich kein signifikanter Unterschied.

Der Bewegungsumfang in der Frontalebene bei Abduktion war auf der dominanten ebenfalls größer (192°) als auf der nicht dominanten Seite (186,0°). Es ergab sich jedoch kein signifikanter Unterschied (Tabelle 23).

Tabelle 23. Drehmoment und Bewegungsumfang der gesunden Probanden in der Frontalebene (*DOM* dominanter Arm, *NDOM* nicht dominanter Arm, *ABD* Abduktion, *ADD Adduktion, PT* maximales Drehmoment, *WPT* Winkelstellung des Arms bei Erreichen des maximalen Drehmoments, *BU* Bewegungsumfang des Arms in der Frontalebene, x Mittelwert, *M* Median)

| | DOM | | NDOM | |
	x	M	x	M
PT ABD (Nm)	43,91	41,0	39,09	39,0
WPT ABD (°)	33,46	30,0	33,46	26,0
BU ABD (°)	189,82	192,0	187,09	186,0
PT ADD (Nm)	67,55	68,0	61,00	61,00
WPT ADD (°)	76,73	66,0	68,00	62,00
PT$_{ADD}$: PT$_{ADD}$	1,54	1,65	1,56	1,56

2.2 Kraft und Bewegungsumfang in der Sagittalebene

Auch in der Sagittalebene zeigte die Kraftmessung, daß das Drehmoment am nicht dominanten Arm schwächer war als am dominanten (Flexion 4%, Extension 6%). Dies war jedoch nicht statistisch signifikant (Signifikanzniveau p <0,05). Das maximal gemessene Drehmoment lag bei der Flexion des dominanten Arms bei 59,0 bzw. 57,0 Nm am nicht dominanten Arm. Der dominante Arm entwickelte es im Mittel bei 124,0° Flexion, der nicht dominante Arm im Mittel bei 116,0° Flexionsstellung,

Der Bewegungsumfang in der Sagittalebene differierte nicht signifikant (Signifikanzniveau p. <0,05). Er betrug an der dominanten Seite 180,0° Flexion, an der nicht dominanten Seite 186,0° Flexion (Tabelle 24).

Bei der Rückführbewegung aus der maximalen Flexionsstellung in die Extension wurden wesentlich höhere Spitzendrehmomentwerte gemessen: 72,0 Nm bei einer Winkelstellung von 38.0° Flexion des dominanten und 65,0 Nm bei 44,0° Flexion des nicht dominanten Arms.

Für das Verhältnis der maximalen Drehmomentkräfte bei Extension und Flexion zeigte sich kein signifikanter Unterschied für dominanten und nicht dominanten Arm (Signifikanzniveau p <0,05).

Tabelle 24. Drehmoment und Bewegungsumfang der gesunden Probanden in der Sagittalebene (*DOM* dominanter Arm, *NDOM* nicht dominanter Arm, *F* Flexion, *E* Extension, *PT* maximales Drehmoment, *WPT* Winkelstellung des Arms bei Erreichen des maximalen Drehmoments, *BU* Bewegungsumfang des Arms in der Frontalebene, *x* Mittelwert, *M* Median)

| | DOM | | NDOM | |
	x	M	x	M
PT F (Nm)	59,27	59,0	56,45	57,0
WPT F (°)	122,0	124,0	116,6	116,0
BU F (°)	180,0	180,0	181,2	186,0
PT E (Nm)	72,09	72,0	66,91	65,0
WPT E (°)	47,2	38,0	46,9	44,0
$PT_E : PT_F$	1,22	1,22	1,19	1,14

2.3 Kraft und Bewegungsumfang bei Rotation um die Humeruslängsachse

Die Prüfung von Drehmoment und Bewegungsumfang bei Rotation um die Humeruslängsachse erfolgte beim liegenden Probanden, 90° abduziertem Oberarm und Pronationsstellung des Unterarms.

Die Testung des maximalen Drehmoments bei Rotation ergab statistisch signifikante Unterschiede (Signifikanzniveau p <0,05) bei Innen- und Außenrotation im Seitenvergleich zugunsten des dominanten Arms. Sie ergab ein maximales Drehmoment bei der Außenrotation von 29 Nm (dominanter Arm) gegenüber 25,0 Nm (nicht dominanter Arm), auch die Innenrotation war am dominanten Arm mit 39,0 Nm deutlich stärker als mit 35,0 Nm am nicht dominanten Arm. Insgesamt war das Drehmoment für die Außenrotation am nicht dominanten Arm um 11% schwächer (bei der Innenrotation um 13%) als am dominanten Arm (Tabelle 25).

Wenngleich der nicht dominante Arm signifikant schwächer war als der dominante, war das Kraftverhältnis zwischen Innen- und Außenrotation sowohl am nicht dominanten als auch am dominanten Arm ausgeglichen. Es fand sich kein signifikanter Unterschied im Verhältnis des Drehmoments von Innen- zu Außenrotatoren (Signifikanzniveau p $<0,05$).

Tabelle 25. Drehmoment und Bewegungsumfang bei Rotation um die Humeruslängsachse (*DOM* dominanter Arm, *NDOM* nicht dominanter Arm, *AR* Außenrotation, *IR* Innenrotation, *PT* maximales Drehmoment, *WPT* Winkelstellung des Arms bei Erreichen des maximalen Drehmoments, *BU* Bewegungsumfang des Arms bei Rotation um die Humeruslängsachse, x Mittelwert, *M* Median)

	DOM		NDOM	
	x	M	x	M
PT AR (Nm)	27,55	29,0	24,45	25,0
WPT AR (°)	20,36	28,0	18,20	24,0
BU AR (°)	92,73	96,0	97,09	96,0
PT IR (N,m)	39,75	39,0	33,91	35,0
WPT IR (°)	17,64	30,0	3,27	0,0
BU IR (°)	93,82	96,0	93,82	96,0
$PT_{IR} : PT_{AR}$	1,44	1,34	1,39	1,40

2.4 Zusammenfassung der Ergebnisse (Kollektiv II)

Man kann zusammenfassend feststellen, daß generell die Kraft des nicht dominanten Arms im Seitenvergleich geringer war als die des dominanten. Dies war statistisch signifikant für Innen- und Außenrotation (Signifikanzniveau p $<0,05$) und Adduktion (Signifikanzniveau p $<0,001$). Der Bewegungsumfang unterschied sich im Seitenvergleich kaum, lediglich bei der Außenrotation war er signifikant größer für den nicht dominanten Arm (Signifikanzniveau p $<0,05$). Das Verhältnis der Kräfte von Agonisten zu Antagonisten in der Frontalebene, Sagittalebene und bei Rotation um die Humeruslängsachse ergab keine seitendifferenten Quotienten. In folgender abgestufter Reihenfolge ordnete sich die Größe des jeweils gemessenen maximalen Drehmoments:

— Extension
— Adduktion
— Flexion
— Abduktion
— Innenrotation
— Außenrotation

3 Kollektiv III (männliche Patienten mit Rupturen der Rotatorenmanschette)

3.1 Einfluß der Händigkeit

Bevor die Untersuchungsergebnisse der Patienten mit Rupturen im Bereich der Rotatorenmanschette aufgeschlüsselt und analysiert werden können, muß der Frage nachgegangen werden, inwieweit die Händigkeit die Ergebnisse bezüglich Kraft (Drehmoment) und Bewegungsumfang beeinflußt. Zudem muß geklärt werden, ob es einen Zusammenhang zwischen Größe der Ruptur und Händigkeit der betroffenen Schulter gibt.

3.1.1 Drehmoment

Der Differenzbetrag zwischen den maximalen Drehmomenten von krankem (PTKRK) und gesundem Arm (PTGES) klärt den Einfluß der Händigkeit auf das Drehmoment, wenn der Differenzbetrag jeweils für den dominant erkrankten gegenüber dem nicht dominant erkrankten Arm erstellt und daraus der Mittelwert aller Einzeldifferenzen gebildet wird. Das Ergebnis ist in Tabelle 26 dargestellt.

Tabelle 26. Einfluß der Händigkeit auf das Drehmoment (*DIFF* Differenzbetrag, *PTGES* maximales Drehmoment des gesunden Arms, *PTKRK* maximales Drehmoment des erkrankten Arms, *DOMKRK* dominant kranke Armseite, *NDOMKRK* nicht dominant erkrankte Armseite, *x* Mittelwert aller Einzeldifferenzen)

DIFF: PTGES – PTKRK (Nm)	DOMKRK x	NDOMKRK x
Flexion	30,25	34,42
Extension	21,94	20,85
Innenrotation	12,65	15,71
Außenrotation	11,88	13,85
Abduktion	13,47	19,37
Adduktion	19,47	31,87

Es zeigte sich, daß die Differenz der Kraftbeträge beider Arme bei Erkrankung des nicht dominanten Arms größer war als bei Affektion des dominanten Arms (Ausnahme Extension). Aufgrund des Signifikanzniveaus konnte jedoch hieraus keine signifikante Unterscheidung getroffen werden.

3.1.2 Bewegungsumfang

Der Differenzbetrag zwischen den Bewegungsumfängen von krankem und gesundem Arm spiegelt den Einfluß der Händigkeit auf den Bewegungsumfang bei Vorliegen einer Ruptur im Bereich der Rotatorenmanschette wider. Die Ergebnisse sind der Tabelle 27 zu entnehmen.

Tabelle 27. Einfluß der Händigkeit auf den Bewegungsumfang (*DIFF* Differenzbetrag, *BUGES* Bewegungsumfang gesunder Arm, *BUKRK* Bewegungsumfang kranker Arm, *DOMKRK* dominanter erkrankter Arm, *NDOMKRK* nicht dominanter erkrankter Arm, *x* Mittelwert aller Einzeldifferenzen)

DIFF: BUGES–BUKRK	DOMKRK	NDOMKRK
	x	x
Flexion (°)	26,78	24,75
Innenrotation (°)	24,00	32,75
Außenrotation (°)	38,00	40,29
Abduktion (°)	96,27	99,75

Der Bewegungsumfang war für Rotation und Abduktion bei Affektion des nicht dominanten Arms, für die Flexion bei Erkrankung des dominanten Arms stärker reduziert. Auch hier erlaubten die hohen interindividuellen Unterschiede keine definitiven Aussagen. Somit kann man feststellen, daß die Händigkeit bei Verletzungen der Rotatorenmanschette keinen gesicherten Einfluß auf den Bewegungsumfang des Arms hat. Insgesamt zeigt sich, daß die größte Einschränkung des Bewegungsumfangs bei der Abduktion, gefolgt von der Außenrotation, auftritt. Dies steht in Einklang mit der Pathomechanik: Rupturen im Bereich der Supra- und Infraspinatussehne führen zwangsläufig zu einem Bewegungs- und Kraftdefizit bei Abduktion und Außenrotation.

3.1.3 Defektgröße der Rotatorenmanschette

Wie in Kap. III, Abschn. 1.3 beschrieben, wurde das Defektausmaß der Sehnenruptur nach der Einteilung von Bateman [7] bewertet:

Grad I   = Defekt 0–1 cm
Grad II = Defekt 1–3 cm
Grad III = Defekt 3–5 cm
Grad IV = Defekt 5 cm

Wir prüften nun die Verteilung der Defektgröße hinsichtlich dominantem und nicht dominantem Arm der Patienten. Die Verteilung der Rupturgröße ist in Tabelle 28 aufgeführt.

Bei mehr als der Hälfte der Patienten erfolgte die Ruptur an der dominanten Schulter. Faßt man die Rupturgrößen I und II sowie III und IV zusammen, d. h. unterteilt man in kleine und mittelgroße bzw. große und komplette Rupturen, zeigt sich, daß die prozentuale Verteilung auf Rupturgröße I und II sowie Grad III und IV an der dominanten und nicht dominanten Schulter etwa gleich ist. Diese gleichmäßige Verteilung der Rupturgröße unter Berücksichtigung eines (wie oben beschriebenen) mangelnden Einflusses

Tabelle 28. Verteilung der Rupturgröße (Einteilung nach Bateman [7]) der Rotatorenmanschette nach Betroffenheit von dominantem und nicht dominantem Arm (*DOMKRK* dominanter erkrankter Arm, *NDOMKRK* nicht dominanter erkrankter Arm)

Rupturgrad (Bateman)	DOMKRK n	%	NDOMKRK n	%
0	1[a]	5,5	0	0
I	5	27,7	1	12,5
II	2	11,1	2	25,0
III	1	5,6	2	25,0
IV	9	50,0	3	37,5
Gesamt	18	100	8	100

[a] Patient mit Ruptur des M. subscapularis.

der Händigkeit auf das Drehmoment und den Bewegungsumfang ermöglicht es, daß zur weiteren statistischen Analyse und, um eine größere Fallzahl zu erreichen, nun im folgenden das gesamte Patientenkollektiv (III) gemeinsam, ohne Unterteilung nach Dominanz, beurteilt werden kann.

3.2 Kraft und Bewegungsumfang in der Frontalebene

Das maximal erreichbare Drehmoment bei der Abduktion war auf der erkrankten Seite um die Hälfte (M = 13,0) gegenüber der gesunden Seite (M = 26,5) reduziert. Der Winkel, bei dem dieses Drehmoment erreicht werden konnte, war jedoch im Seitenvergleich nicht unterschiedlich (Tabelle 29). Daraus ergibt sich, daß der Cuffdefekt nur einen Einfluß auf die Höhe der Drehmomentkurve hat.

Entsprechend dem Kraftverlust war der Bewegungsumfang des erkrankten Arms gegenüber der nicht erkrankten Seite im Durchschnitt über die Hälfte reduziert. Der Mittelwert betrug für die kranke Schulter 85,42° Abduktion, für die gesunde Seite 182,77°.

Bei der Adduktion war trotz Schwerkraftbereinigung das maximal erreichte Drehmoment mehr als doppelt so hoch (x = 31,48 Nm) als bei der Abduktion (x = 14,48 Nm) am kranken Arm. Hier konnte, bei relativ schmerzfreier Adduktionsbewegung, die volle Kraft der nicht verletzten Adduktoren zum Tragen kommen. Aus diesem Mißverhältnis erklärt sich der hohe Drehmomentquotient (M = 2,0) zwischen Adduktion und Abduktion. Da am gesunden Arm jedoch dasselbe Verhältnis zwischen Adduktion und Abduktion auftritt (M = 2,02), kann daraus geschlossen werden, daß das maximale Drehmoment bei Adduktion beim kranken Arm ebenfalls erniedrigt sein muß, obwohl doch die Adduktoren keiner Verletzung ausgesetzt sind.

Insgesamt wird festgestellt, daß maximales Drehmoment und Bewegungsumfang bei Abduktion in der Frontalebene hochsignifikant (Signifikanzniveau p < 0,01) geschwächt waren.

Tabelle 29. Drehmoment und Bewegungsumfang bei Rotatorenmanschettenruptur (Kollektiv III) in der Frontalebene (*PT* maximales Drehmoment, *WPT* Winkelstellung des Arms bei Erreichen des maximalen Drehmoments, *BU* Bewegungsumfang, *ABD* Abduktion, *ADD* Adduktion, *GES* gesunde Schulter, *KRK* kranke Schulter, *x* Mittelwert, *M* Median)

	GES		KRK	
	x	M	x	M
PT ABD (Nm)	29,0	26,5	14,48	13,0
WPT ABD (°)	28,67	18,0	28,04	27,0
BU ABD (°)	182,77	186,0	85,42	54,0
PT ADD (Nm)	55,31	53,5	31,48	26,0
WPT ADD (°)	39,12	30,0	68,58	66,0
$PT_{ADD} : PT_{ABD}$	1,91	2,02	2,17	2,0

3.3 Kraft und Bewegungsumfang in der Sagittalebene

Aufgrund des Defekts im Bereich der Rotatorenmanschette schwächte sich im Durchschnitt das maximale Drehmoment bei der Flexion um 1/3 gegenüber dem gesunden Arm (M = 16,0 versus M = 49,0). Dabei blieb jedoch die Winkelstellung, bei welcher das maximale Drehmoment sowohl an der kranken als auch an der gesunden Seite erreicht worden war (x = 112,73 versus x = 121,91), nahezu unverändert. Durch die Rotatorenmanschettenruptur reduzierte sich der Bewegungsumfang in der Sagittalebene (Tabelle 30): 156° Flexion im Durchschnitt an der kranken gegenüber 180° Flexion im Durchschnitt bei der gesunden Schulter.

Die Drehmomentmessung bei der Extensionsbewegung ergab durchschnittlich 40 Nm auf der kranken und 63,0 Nm auf der gesunden Seite.

Tabelle 30. Drehmoment und Bewegungsumfang bei Rotatorenmanschettenruptur (Kollektiv III) in der Sagittalebene (*PT* maximales Drehmoment, *WPT* Winkelstellung des Arms bei Erreichen des maximalen Drehmoments, *BU* Bewegungsumfang, *F* Flexion, *E* Extension, *GES* gesunde Schulter, *KRK* kranke Schulter, *x* Mittelwert, *M* Median)

	GES		KRK	
	x	M	x	M
PT F (Nm)	50,31	49,9	18,78	16,0
WPT F (°)	121,91	132,0	112,73	114,5
BU F (°)	179,77	180,0	153,62	156,0
PT E (Nm)	62,12	63,0	39,57	40,0
WPT E (°)	55,57	56,0	58,62	52,0
$PT_E : PT_F$	1,23	1,29	2,11	2,50

3.4 Kraft und Bewegungsumfang bei Rotation um die Humeruslängsachse

Bei Außenrotation des Arms werden sowohl Kraft (maximales mittleres Drehmoment x = 7,42) als auch Bewegungsumfang (durchschnittliche maximale Außenrotation x = 53,04°) abgeschwächt. Unverändert bleibt jedoch die Winkelstellung, bei der das gesunde Kollektiv und die Patienten das maximale Drehmoment erreicht hatten: 24° Außenrotation des gesunden und 24,0° Außenrotation des kranken Kollektivs (Tabelle 31).

Bei Innenrotation kam es ebenfalls zu einer Reduzierung des maximalen Drehmoments (M = 16,0 Nm) der kranken im Vergleich zur gesunden Seite (M = 30,0 Nm). Bei Innenrotation zeigten die Drehmomentkurven sowohl am gesunden als auch am kranken Arm einen plateauförmigen Verlauf.

Der Bewegungsumfang in Innenrotation war im Vergleich zur gesunden Seite (M = 90,0°) eingeschränkt (M = 66,0°).

Im Vergleich zur gesunden Seite (x = 1,56) verschlechterte sich am kranken Arm (x = 2,31) der Quotient aus maximalem Drehmoment in Innenrotation zu dem in Außenrotation zuungunsten der Außenrotation. Dies bedeutet einen im Vergleich zur Innenrotation überproportionalen Kraftabfall der Außenrotatoren.

Tabelle 31. Drehmoment und Bewegungsumgang bei Rotatorenmanschettenruptur (Kollektiv III) bei Rotation um die Humeruslängsachse (*PT* maximales Drehmoment, *WPT* Winkelstellung des Arms bei Erreichen des maximalen Drehmoments, *BU* Bewegungsumfang, *AR* Außenrotation, *IR* Innenrotation, *GES* gesunde Schulter, *KRK* kranke Schulter, x Mittelwert, *M* Median)

	GES		KRK	
	x	M	x	M
PT AR (Nm)	19,54	19,50	7,42	7,2
WPT AR (°)	12,42	24,0	21,65	24,0
BU AR (°)	92,08	93,0	53,04	54,0
PT IR (Nm)	30,46	30,0	17,17	16,0
WPT IR (°)	19,83	12,0	1,92	1,0
BU IR (°)	92,54	90,0	66,24	66,0
$PT_{IR} : PT_{AR}$	1,56	1,54	2,31	2,29

3.5 Kraftausdauer bei Rotatorenmanschettenruptur

In Kap. III, Abschn. 4.3 sind die Prüfung der Kraftausdauer sowie das Bewertungsschema beschrieben. Die Kraftausdauer ist durch das Verhalten der Kraftgröße während einer Anzahl von Wiederholungen (25) in Relation zur isokinetischen Maximalkraft gekennzeichnet. Die Ergebnisse der Kraftausdauertestung im Seitenvergleich zeigt Tabelle 32.

Am stärksten war die Ausdauerbelastung bei Bewegungen in der Frontalebene reduziert, am geringsten bei Rotation.

Tabelle 32. Bewertung der Kraftausdauer (1–5) bei Rotatorenmanschettenruptur (Kollektiv III) (*AFE* Ausdauer bei Flexion/Extension, *AR* Ausdauer bei Rotation, *AA* Ausdauer bei Abduktion/Adduktion, *GES* gesunder Arm, *KRK* kranker Arm, *n* Anzahl)

	1		2		3		4		5	
	n	%	n	%	n	%	n	%	n	%
AFE GES	–	–	–	–	–	–	1	3,8	25	96,2
AFE KRK	11	42,3	2	7,7	4	15,4	1	3,8	8	30,8
AR GES	–	–	–	–	2	7,7	–	–	24	92,3
AR KRK	8	30,8	5	19,2	3	11,5	2	7,7	8	30,8
AA GES	1	3,8	–	–	4	15,4	1	3,8	20	76,9
AA KRK	16	61,5	–	–	2	7,7	3	11,5	5	19,2

Bei 6 Patienten zeigte die Testung der Kraftausdauer an der gesunden Schulter eine eingeschränkte Dauerbelastungsfähigkeit bei der Abduktion. Hier muß man einen Schaden der Rotatorenmanschette auch auf der kontralateralen Seite vermuten.

3.6 Zusammenfassung der Ergebnisse (Kollektiv III)

In allen Bewegungsebenen waren Kraft und Bewegungsumfang signifikant geschwächt. Die prozentuale Schwächung der Kraft war am größten bei Anteversion (62%), gefolgt von Außenrotation (60%), Abduktion (46%), Adduktion (41%), Innenrotation (40%) und Extension (35%). Die größte Einschränkung des Bewegungsumfangs ergab sich für die Abduktionsbewegung (53%), gefolgt von Außenrotation (43%), Innenrotation (28%) und Flexion (15%).

Betrachtet man das Kräfteverhalten von Agonisten zu Antagonisten, fand sich eine überproportionale Verschlechterung bei der Anteversion und bei der Außenrotation, wohingegen der Quotient von Adduktion zu Abduktion konstant geblieben war.

Unter Berücksichtigung der Krafteinbuße bei Vorliegen einer Rotatorenmanschettenruptur ergab sich folgende, nach Größe geordnete Reihenfolge der Maximalwerte der Drehmomente:

– Extension
– Adduktion
– Flexion
– Innenrotation
– Abduktion
– Außenrotation

Am geringsten war die Kraftausdauer bei der Abduktion, danach folgte die Flexion, noch am kräftigsten war sie bei der Rotation.

Es zeigte sich, daß die Händigkeit keinen Einfluß auf Bewegungsumfang und Kraft auch unter Berücksichtigung des Ausmaßes der Rotatorenmanschettenruptur hatte.

V Diskussion

Von allen am Schultergelenk einwirkenden Muskeln kommt denen der Rotatorenmanschette und der langen Bizepssehne eine besondere Bedeutung zu, da sie entweder direkt
am Humeruskopf inserieren oder durch ihn umgelenkt werden. Ihre funktionelle Bedeutung läßt sich durch die Aufzeichnung der Muskelaktivierungsmuster qualifizieren und
durch die Bestimmung des Drehmoments in ihrer Kraftwirkung quantifizieren. Funktionelle Verluste, wie sie durch Rupturen der Rotatorenmanschette entstehen, können so
abgeschätzt werden.

1 Elektromyographische Funktionsanalyse

1.1 M. supraspinatus

Funktionell anatomisch wird dem M. supraspinatus eine Mitwirkung bei der Abduktion,
bei Anteversion und Außenrotation zugeschrieben [30] wobei seine Hauptfunktion in der
Abduktion liegt.

1.1.1 Abduktion

In Übereinstimmung mit Inman [40] und DeLuca [21] wählten wir die Frontalebene als
Bewegungsebene zur Überprüfung der Abduktion und nicht die Schulterblattebene
[28, 36, 63]. Bei aufrechtstehender Position liegt der Schwerpunkt des Arms in der Frontalebene [12]. Steht der Arm in der Schulterblattebene, liegen der Armschwerpunkt, das
Rotationszentrum des Humeruskopfes und der Körperschwerpunkt nicht mehr in einer
Ebene. Hinzukommt, daß die Einstellung der Schulterblattebene am Cybex II nicht mit
derselben Genauigkeit erfolgen kann wie die der Frontalebene, da erstere nicht durch ein
Koordinatensystem festlegbar ist, sondern durch die Konfiguration des Thorax bestimmt wird.

Bei der Betrachtung der Startphase in der Abduktion spielen die Gelenkstellung und
der Spannungszustand des Halte- und Bewegungsapparats eine wichtige Rolle (Abb. 24).
In Neutral-0-Position ist die Pfannenfläche 5° zur vertikalen Achse nach unten geneigt
[28]. Ohne mechanische Abstützung durch die Gelenkpfanne wird der Oberarmkopf
somit ausschließlich durch die ihn umgebenden Weichteilstrukturen stabilisiert. Ohne
Zugbelastung treten in der Schultermuskulatur keine elektrischen Aktivitäten auf, wird
der Arm durch den Kapsel-Band-Apparat und v. a. durch das Lig. coracohumerale gehalten [59].

Unter Zugbelastung am hängenden Arm treten jedoch deutliche EMG-Signale in den
Mm. supraspinatus und deltoideus pars spinalis auf [3]. Gleichzeitig kommt es zu einer
vermehrten EMG-Aktivität in der Pars descendens des M. trapezius und im M. serratus

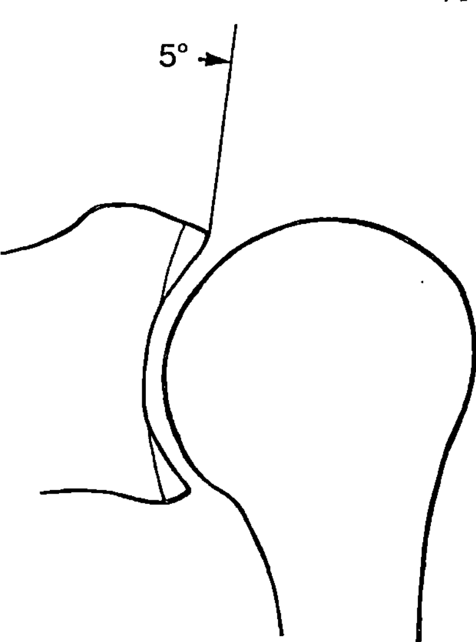

Abb. 24. In Neutral-0-Position ist die Pfannenfläche
5° zur vertikalen Achse nach unten geneigt

anterior. Somit wird bei einer Gewichtsbelastung des hängenden Arms der Schultergürtel dynamisch an Wirbelsäule und Thorax stabilisiert [50].

Aus diesen Erklärungen wird verständlich, daß der M. supraspinatus als „Starter" bei der Abduktion gedeutet wurde [16]. Die experimentelle Inaktivierung des Muskels durch Blockade des N. suprascapularis hat jedoch gezeigt, daß er nicht generell für die Anfangsphase der Abduktion nötig ist [36]. Angeblich ist jedoch der M. supraspinatus in der Lage, genau wie der M. deltoideus, eine vollständige Abduktion zu bewerkstelligen, wie es sich durch klinische Beobachtungen bei isolierter Lähmung des M. deltoideus oder bei experimenteller Blockade des N. axillaris belegen läßt [17, 36]. „Die manchmal auffallend gute Erhebung des Oberarms durch den M. supraspinatus ... erfolgt aber stets unter Abduktion und Außenrotation [13].

Das Zusammenspiel von M. supraspinatus und M. deltoideus in der Initialphase funktioniert nicht nach dem Alles-oder-Nichts-Prinzip. Die Wirkung beider Muskeln hängt von ihrem Momentarm[1], von ihrem Kraftvektor und dessen Winkel zur Gelenkfläche sowie von der Gelenkstellung ab. Im Bereich von 0–150° Abduktion verändert der M. supraspinatus seine Kraftrichtung nur unwesentlich, welche einen Winkel zur Pfannenfläche von 75–80° bildet. Pfannenebene und Zugrichtung ergeben somit einen fast rechten Winkel zueinander. Hieraus resultiert eine hohe Kompressionskraft. Gleichzeitig besitzt der M. supraspinatus einen sehr konstanten und effektiven Momentarm von durchschnittlich 22 mm im Bereich von 0–120°, welcher über 120° geringfügig an Länge verliert. Dieser, bereits in der Initialphase zur Verfügung stehende große Momentarm versetzt den Supraspinatus in die Lage, eine kräftige Abduktionsbewegung durchzuführen. Durch Mitbewegung der Skapula wird die Voraussetzung geschaffen, daß der Momentarm während der Abduktion bis 120° konstant gehalten werden kann. Diese von Poppen u. Walker [63] publizierten Daten besagen, daß der M. supraspinatus den Arm im Schultergelenk abduziert und im Glenohumeralgelenk eine hohe Kompressionskraft erzeugt (Abb. 25).

---

[1] Der im angloamerikanischen Sprachraum verwendete Begriff des Momentarms steht synonym für Hebelarm.

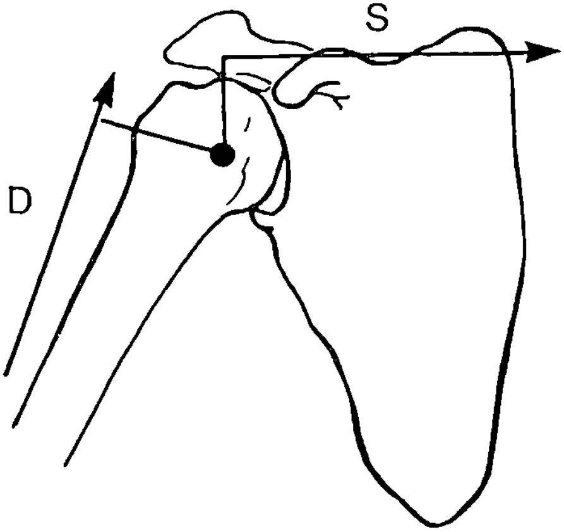

Abb. 25. Zusammenspiel von M. supraspinatus und M. deltoideus. Der Kraftvektor *S* des M. supraspinatus erzeugt Kompression, der Kraftvektor *D* des M. deltoideus Scherkräfte am Glenohumeralgelenk [61]

Anders sind die Verhältnisse an der Pars acromialis des M. deltoideus. Hier kommt es mit Abduktion zu einer stetigen Zunahme des Momentarms, während sich gleichzeitig der Winkel zwischen Zugrichtung und Gelenkfläche vergrößert. Der M. deltoideus entwickelt also zu Beginn hohe Scherkräfte, welche erst bei Elevation über 90° sich zu Kompressionskräften wandeln [63]. Steht dem M. supraspinatus nun zu Beginn der Abduktionsphase bereits die gesamte Kapazität seiner Kraft für die Abduktion zur Verfügung, überwiegen in dieser Phase bei der Pars acromialis des M. deltoideus die Scherkräfte. Erst mit zunehmender Abduktion und Zunahme der Kompressionskraft kommt es zur vollen abduktorischen Wirkung. Somit ist also der M. supraspinatus gerade in der Anfangsphase der Abduktion wichtig, um die Scherkräfte des M. deltoideus zu kompensieren. Dynamische EMG-Untersuchungen konnten eine gleichzeitig beginnende und synchrone Aktivität der Pars clavicularis und Pars acromialis des M. deltoideus sowie des M. supraspinatus feststellen [57, 75]. Dies unterstreicht die gemeinsame Funktion beider Muskeln in der Initialphase der Abduktion.

Die aus biomechanischen Überlegungen in der Startphase der Abduktion hohe mechanische Anforderung an den M. supraspinatus müßte sich auch im elektromyographischen Signalmuster ausdrücken. Tatsächlich fanden wir bereits bei Beginn der Abduktion (0°-Position) eine – gemessen an der während Abduktion maximal erreichten Aktivität – 10%ige Aktivität. Bereits bei 12° Abduktion lag ein mehr als 50%iges Aktivitätsniveau vor. Auch Laumann [50] konnte in seinen elektromyographischen und kinesiologischen Untersuchungen des Schultergelenks ein hohes Anfangspotential zwischen 0 und 30° Abduktion im M. supraspinatus registrieren.

Im eigenen Versuchsaufbau am Cybex-II-Dynamometer entspricht der Startpunkt einer Bewegung dem Umkehrpunkt in die Gegenrichtung. Der Beginn der Abduktion bei 0° deckt sich mit dem Endpunkt der Adduktionsbewegung. Hier gemessene Kräfte und elektrische Potentiale können damit akzelerierenden und dezelerierenden Bewegungen zugeordnet werden. Die 10%ige „Startaktivität" des M. supraspinatus muß somit Beschleunigungs- und Bremskräfte zugeordnet werden. Würde nun die gemessene Aktivität zu Beginn der Abduktion lediglich das Resultat dieser gegensätzlichen Kräfte sein, müßte sich ein ähnliches EMG-Muster am anderen „Umkehrpunkt", am Ende der Elevation bei 180°, wiederfinden. Dies trifft aber nicht zu. Der Supraspinatus hatte nur noch eine durchschnittliche Aktivität von 5%, wobei bereits über 140° Elevation das Aktivitätsniveau unter dem vergleichbaren bei 12° Abduktion lag. Dies bedeutet, daß die Umkehrbewegung bei Beginn und am Ende des Bewegungszyklus keinen wesentlichen Einfluß auf den M. supraspinatus haben kann und durch andere Muskeln des Schultergelenks und des Schultergürtels ausgeführt worden war. In diesem Zusammenhang kommt den elektromyographischen und kinesiologischen Untersuchungen von Laumann [50] Bedeutung zu, der zeigen konnte, daß in der Anfangsphase der Abduktion neben den hohen Anfangsaktivitäten in den Mm. supraspinatus und deltoideus hohe Aktivitätsmuster im M. trapezius pars descendens und pars horizontalis sowie M. serratus anterior aufgetreten waren.

Zusammenfassend kann man feststellen, daß bereits in der Anfangsphase der Abduktion der M. supraspinatus durch seine horizontale Zugrichtung hohe Kompressionskräfte entwickelt, die zur Abduktion des Arms führen und gleichzeitig die hohen Scherkräfte des M. deltoideus pars acromialis kompensieren. Neben seiner abduktorischen Wirkung ist die Hauptaufgabe des M. supraspinatus darin zu sehen, den Humeruskopf entgegen der nach oben gerichteten Scherkraft des M. deltoideus in der Pfanne zu zentrieren. Gleichzeitig kommt es in der Einstellphase der Skapula zu einer wirkungsvollen Mitarbeit der Mm. trapezius (pars descendens und pars horizontalis) und serratus anterior.

Nach Durchlaufen der Startphase (0–30° Abduktion) wird in der Literatur das weitere Aktivitätsverhalten des M. supraspinatus widersprüchlich angegeben. Inman [40] und Saha [68] fanden einen linearen Aktivitätsanstieg mit Maximum bei 120° Abduktion. Nach Angaben von Sigholm [72] und Laumann [50] wird jedoch das Erregungsmaximum bereits bei 90° erreicht, wobei bereits ab 45° ein hohes Potentialniveau zur Verfügung steht. Die Ergebnisse unseres eigenen Versuchs konnten die unter isometrischen Bedingungen gefundenen Werte von Laumann [50] und Sigholm [72] bestätigen. Unser Kurvenverlauf zeigte ein plateauförmiges Maximum zwischen 60 und 96° mit markantem Aktivitätsabfall über 120° Elevation.

Nach Poppen u. Walker [63] steht der Aktivitätsabfall des M. supraspinatus im Zusammenhang mit der Verkürzung seines Momentarms. Zwischen 0 und 120° weist er eine konstante Länge von 22 mm auf; über 120° wird er kleiner. Der übereinstimmend registrierte Aktivitätsrückgang über 120° Elevation könnte demnach mit der Verkürzung des Momentarms des M. supraspinatus in Verbindung stehen. Eine 2. Ursache könnte darin liegen, daß im oberen Elevationsbereich Momentarm und Aktivität der Pars clavicularis, acromialis und spinalis des M. deltoideus deutlich ansteigen und somit zusätzliche Kräfte für die Elevationsbewegung freimachen [63]. In diesem Bereich entwickeln auch die Mm. subscapularis, infraspinatus und latissimus dorsi einen kleinen Momentarm, der zur Entlastung des M. supraspinatus beiträgt. Schließlich kommt als 3. Ursache eine mechanische Komponente hinzu. Mit zunehmender Elevation und gleichzeitiger Mitbewegung der Skapula kommt es zu einer mechanischen Abstützung des Humeruskopfes in der Pfanne, so daß auf die kompressorische Wirkung des M. supraspinatus verzichtet werden kann.

1.1.2 Anteversion

Über das elektromyographische Verhalten des M. supraspinatus während Anteversion liegt wenig Information vor. Funktionell-anatomisch ist eine geringfügige Mitwirkung bei der Anteversion nachgewiesen [30]. Von den wenigen Untersuchern, welche Stromkurven während Flexion registriert hatten, konnten dann auch regelmäßig Aktivitäten des M. supraspinatus nachgewiesen werden, obgleich die Angaben sehr divergierten. So fand Saha [68] einen stetigen Aktivitätsanstieg während Flexion bis 180°, hingegen Inman [40] eine sinusartige Kurve mit Punctum maximum bei 90° und einer der Abduktion ähnlichen Kurvencharakteristik. Die eigenen Messungen unter isokinetischen Bedingungen deckten sich weitgehend mit den Befunden von Sigholm [72] und Laumann [50]. Bei im Vergleich zur Abduktionsebene um 42% niedrigerem Aktivitätsniveau lag das Maximum bei 60° Flexion, wobei zwischen 24 und 96° Anteversion ein hohes Aktivitätsniveau von 80–100% des erreichten Maximums vorlag. Die Biomechanik liefert eine mögliche Erklärung für dieses elektromyographische Verhalten während Anteversion. Bei gleichbleibendem Rotationszentrum des Humeruskopfes kommen bei zunehmender Anteversion die dorsal gelegenen Anteile der Supraspinatussehne unterhalb des Rotationszentrums zu liegen, so daß hier kein positives Drehmoment mehr erzeugt werden kann. Somit entwickelt der M. supraspinatus nur in der Anfangsphase der Anteversion eine flektorische Kraftwirkung. Vergleichbar seiner Funktion während der Abduktion dient der M. supraspinatus während der Anteversion als kompressorischer Gegenspieler zu den Scherkräften der großen Flexoren. Bei geringerem Aktivitätsniveau und schlechteren Hebelarmverhältnissen als bei der Abduktion steht hierfür jedoch weniger Kraft zur Verfügung, so daß es bei Anteversion des Arms leichter zu dem sog. „Impingement" kommt [63]. Die klinische Erfahrung bestätigt diese durch Elektromyographie und Biomechanik begründete Behauptung. Besonders bei Anteversion des Arms kommt es zu Engpaßerscheinungen unterhalb des Fornix humeri, weswegen Neer [56] das Impingementzeichen zur Überprüfung einer Supraspinatus- und Bizepssehnenpathologie durch forcierte Flexion des Arms auslöst (Abb. 26).

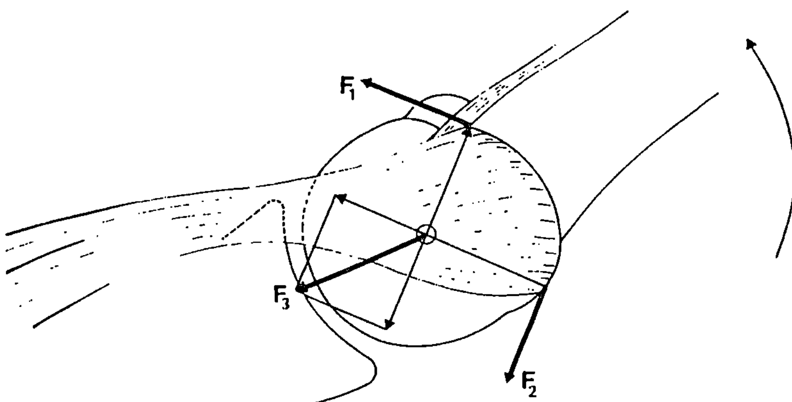

Abb. 26. Vektorielle Darstellung der Kraftverhältnisse des M. supraspinatus bei Anteversion (F_1 oberhalb des Rotationszentrums liegender Kraftvektor, F_2 unterhalb des Rotationszentrums liegender Kraftvektor, F_3 gesamtresultierende Kraft mit gelenksichernder Wirkung)

Zusammengefaßt kann festgestellt werden, daß bei geringerem Aktivitätsniveau gegenüber der Abduktionsbewegung der M. supraspinatus in der Anfangsphase der Anteversion zur Flexion mit beiträgt, seine wichtigste Wirkung jedoch darin besteht, durch seine kompressorische Wirkung den während Flexion auftretenden Scherkräften entgegenzuwirken.

1.1.3 Rotation

An der Außenkreiselung des Oberarms beteiligen sich die Mm. infraspinatus und teres minor, die pars spinalis des M. deltoideus, Caput longum des M. triceps sowie der M. supraspinatus [39]. Die Mitwirkung des M. supraspinatus an der Außenrotation erfolgt nur bei abduziertem Oberarm [22]. Der Außenrotation kommt aus mechanischen Gründen eine besondere Bedeutung zu, da über 90° Elevation der Arm nach Auffassung von DePalma [22] nach außen rotiert werden muß, um unterhalb des Fornix humeri passieren zu können. Eine Behinderung der Außenkreiselung würde somit zu einer Einschränkung der Elevation des Arms führen.

In unserem Versuchsaufbau erfolgte die Prüfung der Außenrotation am liegenden Probanden, mit 90° abduziertem Oberarm, da Drehmomentmessungen am stehenden Patienten vergleichsweise niedrigere Spitzenwerte liefern [35, 41]. Der Ellenbogen war freibeweglich abgestützt, so daß keine zusätzliche Haltearbeit durch die Armschwere erforderlich war.

In unserem Versuchsaufbau begann die Außenrotation beim Umkehrpunkt aus der Innenrotation (–90°) und endete bei voller Außenrotation bei 90°.

Der im Handgelenk pronierte Unterarm stand mit dem Hebelarm des Dynamometers so in Verbindung, daß bei Rotation um die Humeruslängsachse keine Relativbewegung im Ellenbogengelenk stattfand. Somit konnte ein Einfluß der Stellung des Ellenbogengelenks auf die Muskulatur des Schultergelenks weitgehend reduziert, zumindest aber konstant gehalten werden. Dies war notwendig, weil die Meinung, die EMG-Muster der Schultermuskulatur seien von der Stellung des Ellenbogens unbeeinflußt [72] nicht unwidersprochen war [76].

Aufgrund fehlender Literaturangaben können unseren bei Rotation gefundenen Stromkurven des M. supraspinatus keine Vergleichskurven gegenübergestellt werden. In unseren Versuchen entwickelte der M. supraspinatus bei Innenrotation keine Aktivität, was in Einklang mit der funktionellen Anatomie steht. Bei Außenrotation waren regelmäßig elektromyographische Aktivitäten vorhanden. Die Gesamtaktivität lag jedoch zu 58% unter der bei Abduktion und zu 16% unter der bei Anteversion (Abb. 27). Im direkten Vergleich mit dem kräftigsten Außenrotator der Rotatorenmanschette, dem M. infraspinatus, erreichte die Gesamtaktivität des M. supraspinatus bei Außenrotation 58% des Wertes des M. infraspinatus. Diese Zahl unterstreicht die funktionelle Bedeutung bei der Auswärtskreiselung des Arms (Abb. 28).

Beginnend am Umkehrpunkt aus der Innenrotation macht die EMG-Kurve während der Außenrotation einen sinusartigen Kurvenverlauf mit einem Höhepunkt bei +6°, d. h. nahe der Neutralstellung des Geräts. Der M. supraspinatus entwickelt also seine maximale Aktivität in der Stellung seiner größten Vorspannung, wenn der Kraftvektor des Muskels mit der Muskelfaserrichtung parallel zueinanderliegt. Unter Berücksichtigung der haubenförmigen Anordnung der Supraspinatussehne am Tuberculum majus konstruiert sich ein Kräfteparallelogramm aus den Einzelvektoren, welche ein Lot auf eine Linie vom Sehnenrand zum Kopfmittelpunkt bilden. Der resultierende Gesamtvektor dieses Kräfteparallelogramms ist auf den Kopfmittelpunkt gerichtet und übt am Gleno-humeralgelenk eine reine Kompressionskraft aus. Kommt es zu einer weiteren Außenrotation, weist der resultierende Kraftvektor nicht mehr in Richtung auf das Rotationszentrum, sondern nach ventral, wodurch Scherkräfte auftreten, die ein Drehmoment am Humeruskopf erzeugen und zur Auswärtskreiselung führen. Die hierbei tatsächlich auftretende Außenrotationswirkung ist jedoch entsprechend klein, da der effektive Momentarm, bezogen auf einen durchschnittlichen Kopfradius von 22 mm [34], maximal 10 mm erreicht (Abb. 29).

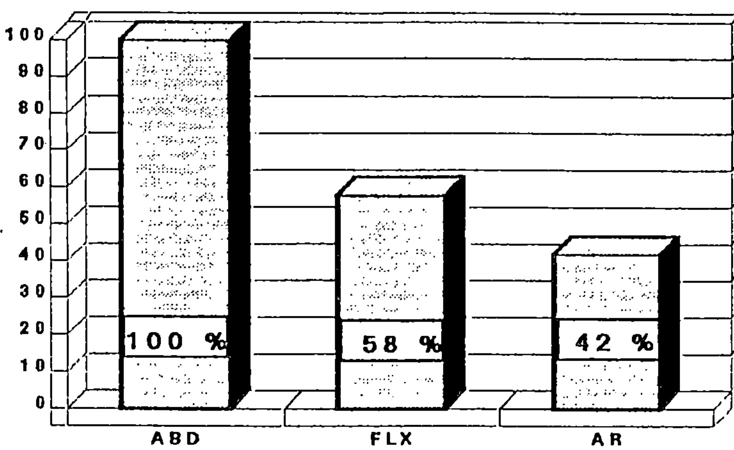

Abb. 27. Vergleichende prozentuale Darstellung (rel. %) der Gesamtaktivität des M. supraspinatus bei Abduktion (*ABD*), Anteversion (*FLX*) und Außenrotation (*AR*)

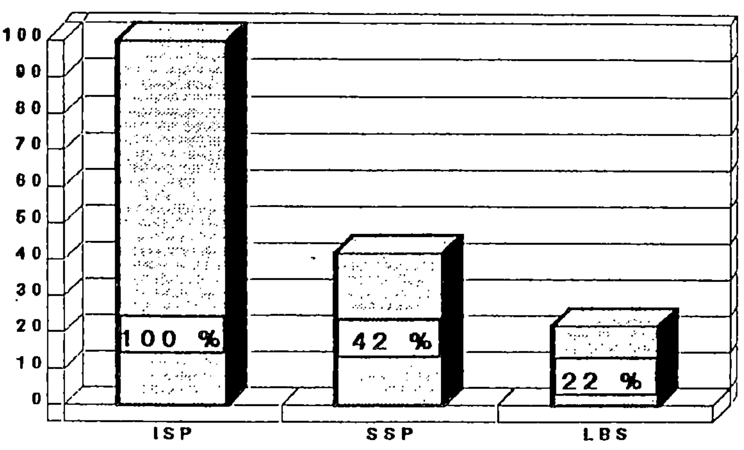

Abb. 28. Vergleichende prozentuale Darstellung (rel. %) der Gesamtaktivität der Mm. infraspinatus (*ISP*), supraspinatus (*SSP*) und biceps brachii (*LBS*) während Außenrotation (*AR*)

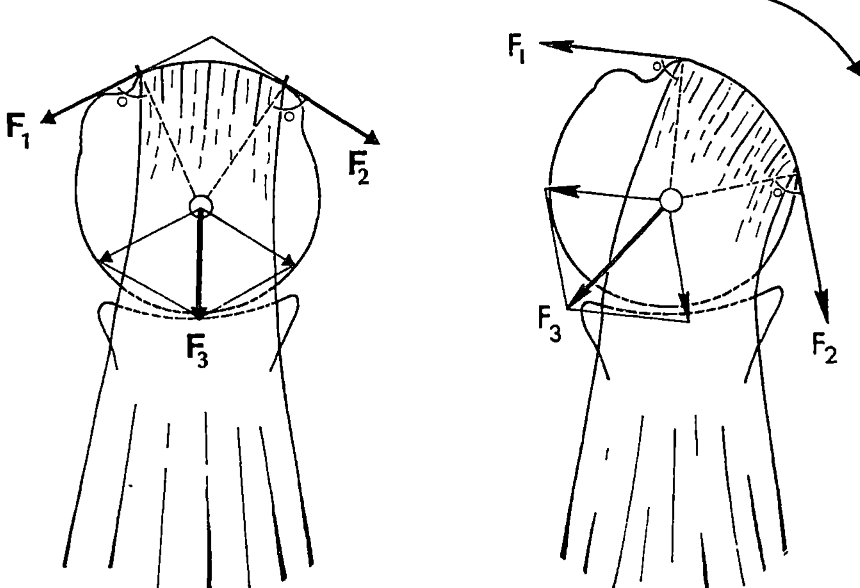

Abb. 29. Schematische Darstellung des Kräfteparallelogramms des M. supraspinatus während Außenrotation. F_1 und F_2 als auf das Rotationszentrum einwirkende Zugkräfte, F_3 als resultierende Gesamtkraft

Somit kann festgestellt werden, daß die primäre Wirkung des M. supraspinatus bei Außenrotation die der Kompression und sekundär geringgradig die der Außenkreiselung ist. Während Innenrotation bleibt der M. supraspinatus elektromyographisch still, eine Inaktivität, welche pathomechanisch Bedeutung erlangt. In Innenrotation kommt es durch Veränderung der Anstellwinkel des M. deltoideus pars clavicularis und pars acromialis zu einer Zunahme der Scherkomponente [63]. Bei 90° Abduktionsstellung des Arms und Innenrotation beträgt die Gelenkbelastung das 2fache von der in Außenrotation des Humerus. Durch die Innenrotation wird die Supraspinatussehne verkürzt. Durch den Verlust an Vorspannung kann keine Kompressionskraft erzeugt werden, welche die auftretenden Scherkräfte abschwächen könnte. Nach Jobe [42] kommt es in Innenrotation und Flexion zur größtmöglichen Enge im subakromialen Gleitraum.

1.2 M. infraspinatus

Bei funktionell anatomischer Betrachtung ist die vornehmliche Aufgabe des M. infraspinatus die der Auswärtsrotation des Oberarms. Zusätzlich fördert er geringgradig die Anteversion, unterstützt mit zunehmender Abduktion die Seitwärtsbewegung des Arms und hat einen kleinen Anteil bei der Adduktion [30]. Die unter dynamisch-isokinetischen Bedingungen gewonnenen Aktivitätsdaten des Muskels sind geeignet, die gesicherte anatomische Wirkung zu bestätigen und zu ergänzen.

1.2.1 Abduktion

Der M. infraspinatus kommt aus der Fossa infraspinata und setzt am mittleren Feld des Tuberculum majus an [30]. Durch diese räumliche Anordnung wird seine Wirkungsweise bestimmt. Zusammen mit den Mm. teres minor und subscapularis antagonisiert er die Scherkräfte der abduzierenden Muskulatur; Inman [40] bezeichnete ihn deswegen als Depressor des Humerus, er belegte diese Wirkung durch seine erstmalige elektromyographische Studie des M. infraspinatus, bei der er einen fast linearen Aktivitätsanstieg während der Abduktion mit einem Maximum bei 180° fand. In einem ähnlichen Versuchsaufbau unter isometrischen Bedingungen bestätigte Saha [67] den linearen Aktivitätsanstieg. Im Unterschied zu Inman [40] setzte der Aktivitätsbeginn jedoch erst bei 30° Abduktion ein. Im Widerspruch dazu stehen die Daten von Jones [46], welche lediglich eine geringe Aktivität im Bereich von 120–150° Elevation für den M. infraspinatus nachweisen konnten.

In der eigenen Versuchsreihe entwickelte der M. infraspinatus einen sinusartigen Aktivitätsverlauf. Sein Aktivitätsmaximum von 32% lag in einem breiten Bereich zwischen 48 und 84° Abduktion. Der darauffolgende Aktivitätsrückgang erfolgte bis 132° langsam; hier lag die Aktivität noch bei 56%. Danach fiel sie rapide und endete bei 154°.

Bis 90° Abduktion stehen der Kraftvektor des M. infraspinatus und die Pfannenfläche zueinander senkrecht, so daß der Muskel in diesem Bereich nur eine Kompressionskraft entwickeln kann. Dies ist für den Kraftschluß des Gelenks notwendig, da in diesem Bewegungsabschnitt hohe Scherkräfte auftreten, welche ihr Maximum (0,42faches Körpergewicht) bei 60° Abduktion erreichen [63]. Das in unseren Versuchen gefundene Aktivitätsmaximum zwischen 48 und 84° Abduktion steht in Einklang mit den Befunden von Poppen u. Walker [63] da sich hier das Maximum der Kompressionskraft des M. infraspinatus und das Maximum der Scherkräfte der Abduktoren gegenüberstehen. Im Sinne der Inman-force-couple [40], antagonisiert der M. infraspinatus die destabilisierenden Scherkräfte der Abduktoren. Dies bestätigte sich in unseren Versuchen, da der M. infraspinatus mit Zunahme der Scherkräfte seine elektromyographische Aktivität steigerte und sein Maximum mit dem der Scherkräfte übereinstimmte. Für ein Vertrauensniveau von 99,9% korrelierte das in unseren Versuchen gefundene Aktivitätsmuster des M. infraspinatus mit der von Poppen u. Walker [63] berechneten Scherkraftkurve hochsignifikant (p < 0,001; r = 0,9066).

Bei 120° Elevation besitzt der M. infraspinatus einen positiven Momentarm von 5 mm [63], welcher einen geringfügigen aktiven Beitrag bei der Elevation des Arms in diesem Bereich leistet. Der auf unserer EMG-Kurve nur flache Aktivitätsabfall im Bereich von 84–132° kann unter diesem Aspekt diskutiert werden (Abb. 30a–c).

1.2.2 Anteversion

Der aktive Beitrag des M. infraspinatus bei der Anteversion des Arms aus der Normalstellung ist sehr gering und wird mit einem Anteil von 4,5% an der Gesamtarbeit angegeben [49]. Demnach ist auch bei Anteversion die vornehmlichste Aufgabe des M. infraspinatus die der Depression und Stabilisation des Humeruskopfes.

Im Vergleich zur Abduktionsebene ergaben sich in unserer Versuchsreihe bei Anteversion 2 wesentliche Unterschiede:

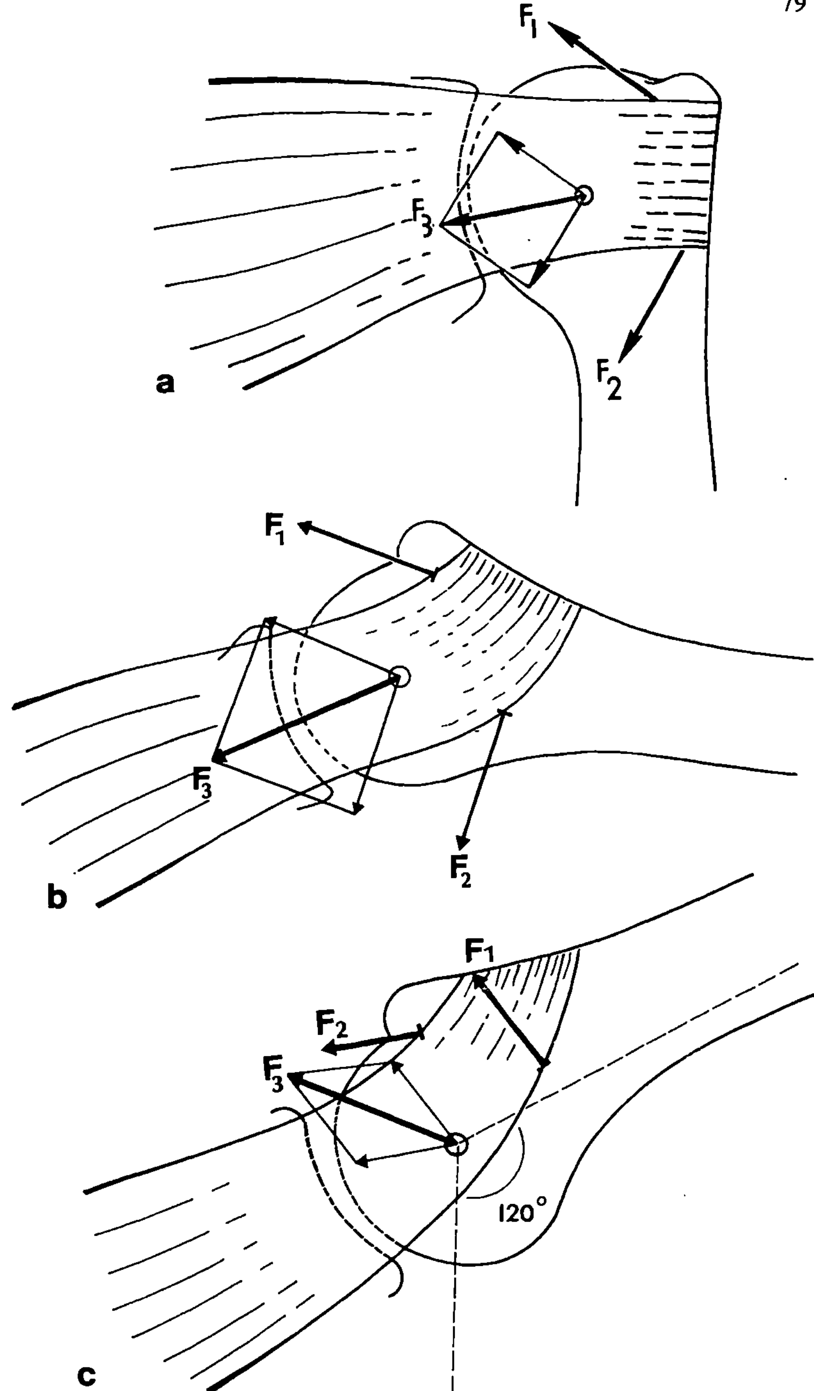

Abb. 30a–c. Schematische Darstellung des Kräfteparallelogramms des M. infraspinatus bei 0°-Abduktion **(a)** 90°-Abduktion **(b)** und 120°-Elevation **(c)** des Arms. In der Anfangsphase der Abduktion entwickelt der Muskel Kompressionskräfte, mit zunehmender Abduktion leistet er einen aktiven Beitrag zur Elevation des Arms

Zum einen fanden wir ein bedeutend höheres Aktivitätsniveau als bei der Abduktion. Bei der Summation der Einzelaktivitäten während Anteversion berechnete sich im Vergleich zur Abduktion eine um 30% höhere Gesamtaktivität. Diese lag nur 3% unter der des M. infraspinatus bei Außenrotation. Diese Tatsache überrascht, da der M. infraspinatus seine größte Kraft bei der Außenrotation entfaltet (Abb. 31). Aufgrund des während Anteversion hohen Aktivitätsniveaus des M. infraspinatus muß ihm eine wesentlich größere Bedeutung bei der Stabilisierung des Gelenks während Flexion zuerkannt werden. Hinzukommt, daß in dieser Bewegungsebene der M. supraspinatus nur 58% und der M. subscapularis nur 11% seiner maximal möglichen Gesamtaktivität einbringen, so daß die Hauptarbeit vom M. infraspinatus aufgebracht werden muß (Abb. 32).

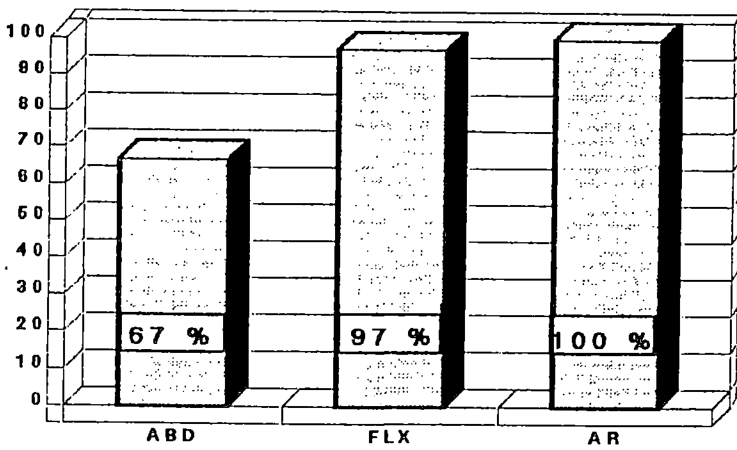

Abb. 31. Vergleichende prozentuale Darstellung (rel. %) der Gesamtaktivität des M. infraspinatus (*ISP*) bei Abduktion (*ABD*), Anteversion (*FLX*) und Außenrotation (*AR*)

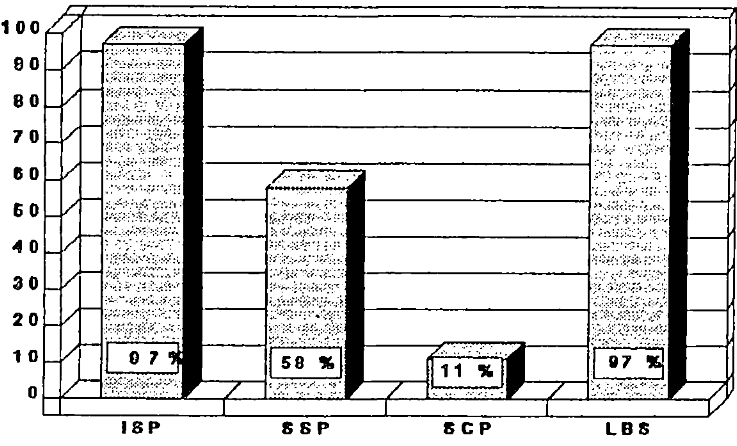

Abb. 32. Vergleichende prozentuale Darstellung (rel %) der Gesamtaktivitäten der Mm. infraspinatus (*ISP*), supraspinatus (*SSP*), subscapularis (*SCP*) und biceps brachii (*LBS*) während Anteversion (*FLX*)

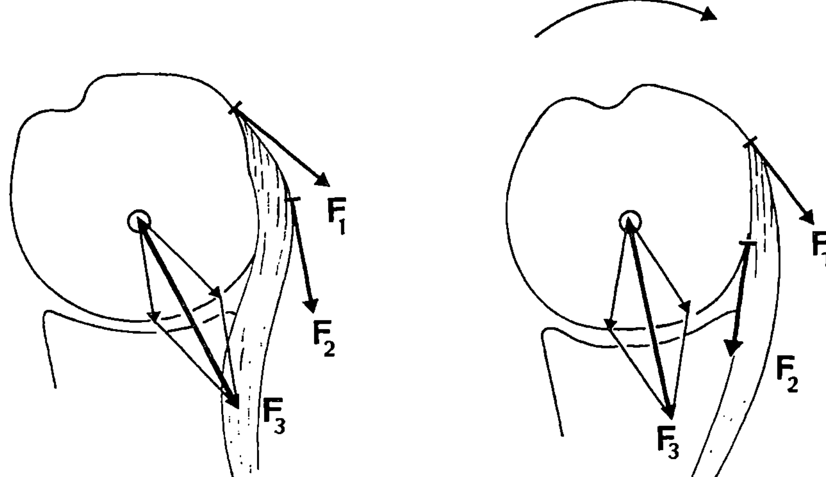

Abb. 33. Schematische Darstellung des Kräfteparallelogramms des M. infraspinatus bei Außenrotation: Die Auswärtskreiselung des Arms wird durch ihn eingeleitet

Zum anderen fällt als zweiter wichtiger Aspekt auf, daß der M. infraspinatus bei insgesamt sinusartigem Kurvenverlauf seinen Aktivitätsgipfel wesentlich später als bei der Abduktion, nämlich bei 120° Flexion erreicht. Aufgrund eines geringen positiven Momentarms [36] addiert sich hier zu der dominierenden Kompressionskraft ein geringes flektorisches Moment.

1.2.3 Außenrotation

Der M. infraspinatus ist der kräftigste Außenrotator im Schultergelenk. Bei Außenkreiselung aus der Normalstellung entfallen 73,5% der Arbeitsleistung auf ihn [49]. Die Auswärtskreiselung des Arms wird durch den M. infraspinatus eingeleitet [22, 61], die Retroversion des Arms in der Horizontalebene erfolgt ebenfalls unter seiner Mitwirkung (Abb. 33).

Diese ihm zugeschriebenen Funktionseigenschaften konnten wir bei elektromyographischer Ableitung aus dem M. infraspinatus bestätigen. Der M. infraspinatus zeigte die höchste Gesamtaktivität bei der Summation der integrierten Einzelaktivitätspotentiale. Schon bei Beginn der Außenrotation am Umkehrpunkt aus der Innenrotation fand sich eine hohe Ausgangsaktivität, welche im Verlauf der weiteren Außenrotation bei insgesamt sinusartigem Verlauf ein Maximum von 42% im Bereich von +18° bis +42° aufwies.

Bei räumlicher Betrachtung des Schultergelenks wird deutlich, daß der M. infraspinatus neben seiner außenrotatorischen und retrovertierenden Funktion eine Bedeutung bei der Stabilisierung des Gelenks in der Horizontalebene hat: Er verhindert eine nach ventral gerichtete Subluxation des Humeruskopfes bei Außenrotation und ist ein dynamischer Stabilisator bei Außenrotation im Glenohumeralgelenk. Außerdem unterstützt und sichert er den ventralen Kapsel-Band-Apparat [14]. Diese gelenksichernde Wirkung erfährt eine besondere Bedeutung in der Ausholbewegung bei Werfern, wie es sich elektromyographisch hat nachweisen lassen [43, 44].

1.3 M. subscapularis

Weitaus der kräftigste Innenkreiseler des Schultergelenks ist der M. subscapularis [49]. Zusätzlich fördert er geringgradig die Beugebewegung (Anteversion), z. T. unterstützt er die Abduktion und hilft geringgradig bei der Adduktion [30]. Er fungiert als dynamische Barriere an der Frontalseite des Humeruskopfes und unterstützt aktiv die stabilisierende Funktion der Ligg. glenohumeralia medius und inferius zum Schutz vor einer vorderen Gelenkinstabilität im unteren Bereich bei Abduktionsbewegungen [58, 78]. Bei außenrotatorischen Bewegungen stabilisiert er durch Dezeleration [61].

1.3.1 Abduktion

Wie beim M. infraspinatus ist der durch die Anatomie vorgegebene Kraftvektor des M. subscapularis senkrecht auf die Glenoidfläche gerichtet, wodurch eine Kompressionskraft entsteht [63]. Im Bereich von 90–120° Elevation verändert sich die Richtung des Kraftvektors in der Art, daß ein zunehmender Momentarm entsteht, welcher bei 120° ein Maximum von 10 [36] bzw. 12 mm [63] erreicht. Hierdurch leistet der M. subscapularis einen, wenn auch kleinen, aktiven Beitrag zur Elevation des Arms.

Die von den einzelnen Arbeitsgruppen vorgelegten Stromkurven des M. subscapularis divergieren in ihrer Kurvencharakteristik z. T. erheblich. Ein Grund hierfür ist sicherlich darin zu suchen, daß aufgrund der Lage und Tiefe des Muskels die Punktion und sichere Verankerung der Elektroden technisch schwierig ist. Aus diesem Grund verzichtete die Arbeitsgruppe von Sigholm [72] a priori auf die Untersuchung dieses Muskels.

Die ersten, von Inman 1944 [40] publizierten Daten zum elektromyographischen Verhalten des M. subscapularis zeigten einen konstanten Anstieg mit Maximum bei 90°, ein Plateau zwischen 90 und 130° und danach einen kontinuierlichen Abfall. Saha [69] fand – allerdings bei Untersuchung an nur einem Probanden – eine beginnende Aktivität bei 30°, ansteigende Aktivität zwischen 120 und 150° Elevation sowie zwischen 150 und 180° einen kontinuierlichen Rückgang. Bei der von Jones [46] vorgelegten Untersuchung, auf die sich die Arbeitsgruppen von Poppen u. Walker [63] sowie Howell et al. [36] beziehen, findet sich nur eine geringe Aktivität zwischen 90 und 150° Elevation. Diesen 3 Untersuchungen ist gemeinsam, daß der Bereich mit größter Aktivität etwa zwischen 90 und 150° Elevation angesiedelt ist. Diese Befunde könnten auf den in diesem Bereich gefundenen positiven Momentarm des Muskels zurückzuführen sein, der einen echten Beitrag zur Elevation liefert.

Die unter isokinetischen Bedingungen von uns registrierten EMG-Ableitungen zeigen einen zu den oben beschriebenen Kurven unterschiedlichen Verlauf. Die schmale sinusartige Kurve wies ein Maximum bei 84° Abduktion auf. Bereits jenseits von 96° Elevation war die Aktivität wieder unter 50% abgesunken. Eine dem bei 120° Elevation positiven Momentarm zuzuordnende Aktivitätszacke konnte in unserer Kurvencharakteristik nicht nachgewiesen werden. Die Aktivitätsverteilung des M. subscapularis während

Abduktion in unseren Versuchen korrelierte signifikant (p <0,01, r = 0,696) mit der Scherkraftkurve bei Abduktion von Poppen u. Walker [63]. Ähnlich dem M. infraspinatus stabilisiert der M. subscapularis während der isokinetischen Abduktion durch Ausgleichen der Scherkräfte das Glenohumeralgelenk. Eine aktive Mitwirkung bei der Elevation kann aus dem Kurvenverlauf nicht gefolgert werden.

1.3.2 Anteversion

Der M. subscapularis fördert geringgradig die Beugebewegung des Arms [30] der Arbeitsanteil der auf ihn entfällt, beträgt jedoch nur 3,4% an der Gesamtarbeit sämtlicher Flexoren [49]. Da die Sehne des M. subscapularis zum größten Teil am Tuberculum minus und am proximalen Teil der Crista tuberculi minoris inseriert, ist einerseits kein effektiver Momentarm bei Anteversion zu erwarten, andererseits führt die mit der Flexion verbundene Innenkreiselung des Arms [16, 74] zu einer Verkürzung der Vorspannung des Muskels, so daß hieraus eine geringere Muskelarbeit resultiert. Bei 90° Flexion rotiert der Oberarm zwangsweise um 47°, bei 170° Flexion um 95° nach innen [9]. In Übereinstimmung mit dieser mechanischen Überlegung fand sich bei der elektromyographischen Untersuchung des M. subscapularis während Anteversion eine im Vergleich zur Abduktion langsamer und geringer ansteigende Stromkurve [40]. Die eigenen Versuchsergebnisse zeigten ebenfalls eine geringe Aktivität des M. subscapularis während der Anteversion. Vergleicht man die Gesamtaktivität in den Prüfebenen, war der M. subscapularis während Anteversion im Vergleich zur Innenrotation nur mit 11% aktiv. Dabei verlief die Aktivitätskurve sehr flach mit einem Maximum von nur 7% bei 36° Flexion. Somit kann die Bedeutung des M. subscapularis während Anteversion dahingehend zusammengefaßt werden, daß ihm eine geringe Rolle bei der Stabilisierung des Gelenks zukommt. Die durch die Innenkreiselung des Arms bedingte Verkürzung der Muskelvorspannung muß hierfür als Ursache angesehen werden (Abb. 34 und 35).

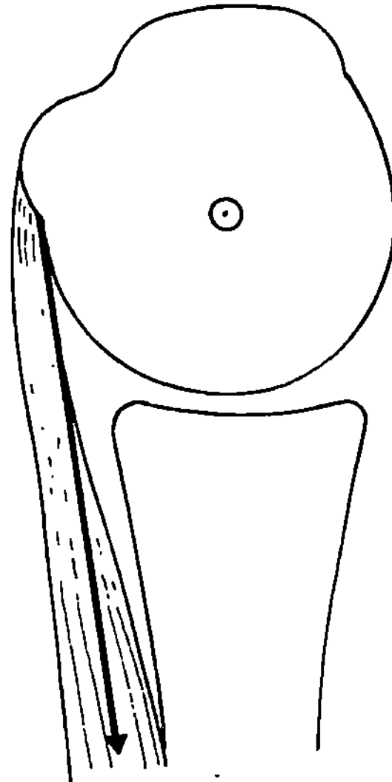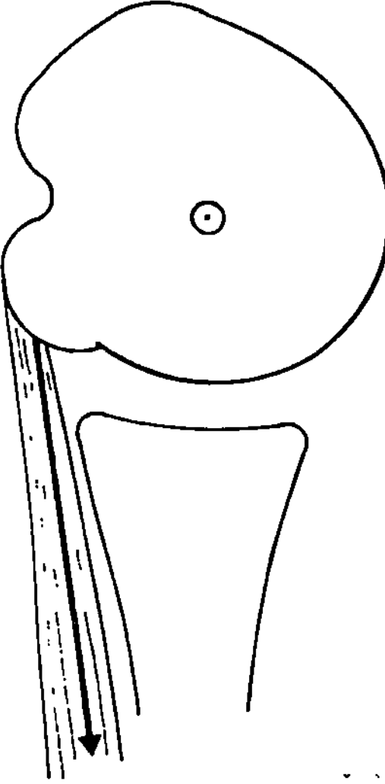

Abb. 34. Die mit der Anteversion verbundene Innenkreiselung des Arms führt zu einer Verkürzung der Vorspannung des Muskels

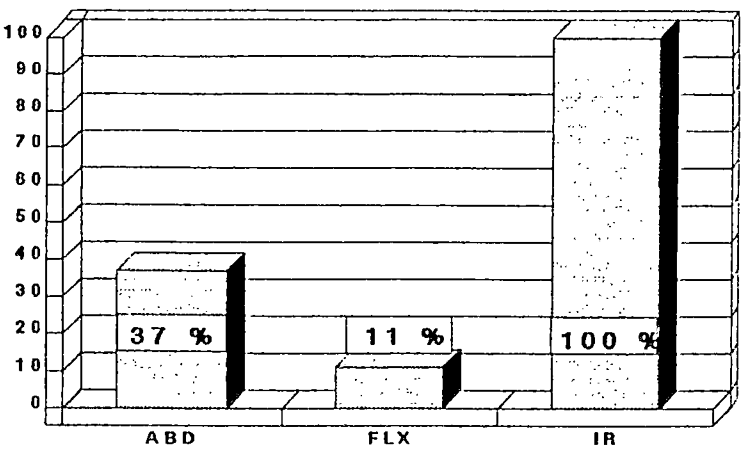

Abb. 35. Vergleichende prozentuale Darstellung (rel %) der Gesamtaktivität des M. subscapularis (*SCP*) bei Abduktion (*ABD*), Anteversion (*FLX*) und Innenrotation (*IR*)

1.3.3 Innenrotation

Bei der Innenrotation des Arms entfallen 55% der Arbeit auf den M. subscapularis [49]. Seine innenrotatorische Wirkung (Abb. 36) erfährt darüber hinaus bei der Dezeleration von außenrotatorischen [61] sowie bei Anteversionsbewegungen eine zusätzliche Bedeutung [9].

Von allen 4 abgeleiteten Aktivitätskurven hatte diejenige des M. subscapularis in Innenrotation den höchsten Verlauf mit einem Aktivitätsmaximum bei −18°. Somit bestätigten unsere Versuche seine Hauptwirkung bei der Innenrotation.

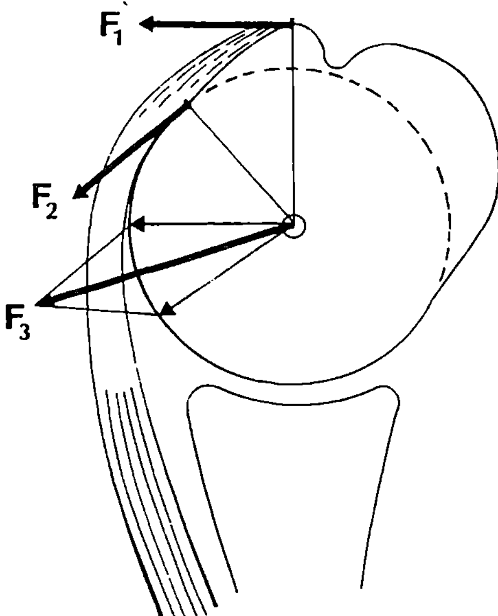

Abb. 36. Schematische Darstellung des Kräfteparallelogramms des M. subscapularis bei Innenrotation

Der M. subscapularis dezeleriert die außenrotatorischen Kräfte beim Auswärtskreiseln des Arms [61]. Dies hat eine wichtige Bedeutung bei der Stabilisierung des Gelenks zum Schutz vor einer nach ventral gerichteten Instabilität. Eine vom M. subscapularis ungebremste Außenrotation würde zum Auftreten von Scherkräften, welche den Oberarmkopf nach ventral pressen würden, und somit zu einer mechanischen Überlastung des ventrokaudalen Kapsel-Band-Apparats (Ligg. glenohumeralia) führen. Durch simultane Anspannung des M. subscapularis bei der Außenkreiselung des Arms kommt es durch die Umwickelung der Sehne am Kopf zu einer erhöhten Muskelvorspannung und damit zu einer gelenksichernden Wirkung auf den ventralen Gelenkbereich. Es konnte nachgewiesen werden, daß bei Patienten mit ventraler Instabilität des Humeroskapulargelenks der M. subscapularis deutlich erhöhte Aktivität während Abduktion und Außenrotation aufweist. Die vermehrte Aktivität wird als Zeichen einer muskulären Kompensation der Kapsel-Band-Insuffizienz gewertet [48].

1.4 M. biceps brachii .

Der M. biceps brachii der Säugetiere, ausgenommen Menschen und Primaten, besitzt nur einen einzigen Ursprung am Schulterblatt. Beim Pferd zum Beispiel, welches keinen M. deltoideus besitzt, führt ein kräftiger und „einköpfiger" M. biceps zusammen mit einem massiven M. supraspinatus den Humerus nach vorne. Primaten hingegen besitzen einen zweiköpfigen Ursprung des Bizepsmuskels [40]. Die Tatsache, daß der M. biceps brachii 2 Köpfe aufweist, 2 Gelenke überspannt und die lange Bizepssehne durch die Oberarmschaftdrehung in ihrem Verlauf aus der Skapularebene, mit welcher die Kraftrichtung des M. supraspinatus übereinstimmt, ausgelenkt wird, erschwert das Verständnis der Wirkungsweise dieses Muskels.

Bei der Anteversion des Arms sind beide Köpfe des M. biceps brachii beteiligt, der lange Bizepskopf wirkt bei der Abduktion, der kurze Bizepskopf bei der Adduktion mit. Auch bei der Innenrotation ist eine Mitwirkung des M. biceps brachii gesichert [30].

Gemessen an der Gesamtleistung aller Muskeln beteiligt sich bei der Anteversion des Arms aus der Normalstellung der lange Kopf mit 6,9 und der kurze mit 2,9%. Bei der Abduktion ist der lange Kopf mit 6,5% an der Gesamtarbeitsmöglichkeit beteiligt. Bei der Innenrotation beträgt die prozentuale Beteiligung des langen Bizepskopfes 14,5% [49].

Die Anatomie der langen Bizepssehne verdient besondere Beachtung. Nur in 20% der Fälle liegt der Ursprung der langen Bizepssehne am Tuberculum supraglenoidale. In ca. 50% der Fälle entspringt sie direkt aus dem Labrum glenoidale, und zwar aus seinem kraniodorsalen Umfang. In 30% der Fälle hat die lange Bizepssehne beide Gebiete zum Ursprung. Die Gesamtlänge der langen Bizepssehne beträgt durchschnittlich 9,2 cm. Ansatznahe, in ihrem intrakapsulären Verlauf, besitzt sie einen querovalen Durchmesser von 8,5 · 2,8 mm. An der Stelle der stärksten Beanspruchung der Sehne, am Sulkuseingang weist sie einen rundlich-ovalen Durchmesser von 4,5 · 2,8 mm auf [32].

Nach Basmajian u. Latif [5] ist der M. biceps ein Beuger im Ellenbogengelenk, wenn der Unterarm supiniert ist oder in Neutral-0-Stellung des Unterarms belastet wird. Mit oder ohne Belastung besitzt der M. biceps brachii keine oder fast keine Bedeutung bei der Flexion des pronierten Unterarms. Beide Köpfe supinieren den gestreckten Unterarm angeblich nur gegen Widerstand. Für eine einfache widerstandslose Supination reicht die Kraft der Supinatoren des Unterarms. Beide Köpfe des M. biceps haben ähn-

86

liche, jedoch nicht identische Aktionsmuster; der längere von beiden Köpfen ist der aktivere Partner bei allen Unterarmbewegungen [1, 5].

Während die Wirkung des M. biceps auf das Ellenbogengelenk weitgehend einheitlich beschrieben wird, bestehen z. T. erhebliche Kontroversen bei der Funktionsbeurteilung am Glenohumeralgelenk.

1.4.1 Abduktion

Nach MacConaill [54] kann der M. biceps brachii bei Außenrotation des Arms und Supination des Unterarms den Arm sowohl abduzieren als auch ventralwärts heben, wobei an der Abduktion nur der lange Kopf beteiligt ist [30]. Bei innenrotiertem Humerus und proniertem Unterarm kommt es zu keiner Mitwirkung bei der Abduktion [1]. Die Aktivität des M. biceps ist demnach abhängig von der Unterarmstellung und der Rotation des Oberarms.

Um die Einflüsse der Unterarmstellung und der Kreiselung des Oberarms auszuschließen, haben wir in unserem Versuchsaufbau eine Stellungsänderung im Radioulnar- und im Ellenbogengelenk verhindert. Die Prüfung der Abduktion und Anteversion erfolgte bei gestrecktem Ellenbogen; bei der Rotation blieb die Stellung des 90° flektierten und pronierten Unterarms unverändert.

Bei isokinetischer Abduktion fanden wir einen von 0–180° reichenden Aktivitätsverlauf mit einer maximalen Amplitude von 65% bei 132° Elevation. Das im Bereich zwischen 60 und 144° hohe Aktivitätsniveau verzeichnete einen besonderen Kurvenanstieg oberhalb von 90°.

Perry [61] mißt dem M. biceps keine besondere Bedeutung bei der Abduktion zu, weil der Muskel nur 36% seiner maximalen Aktivitätskapazität erreicht hatte [31]. Im Gegensatz hierzu betrug der entsprechende Prozentsatz im eigenen Versuch unter isokinetischer Bedingung 56% der maximal erreichbaren Muskelaktivität. Weder während Anteversion noch bei Außenrotation entwickelte der M. biceps eine gleich hohe Amplitude (Abb. 37).

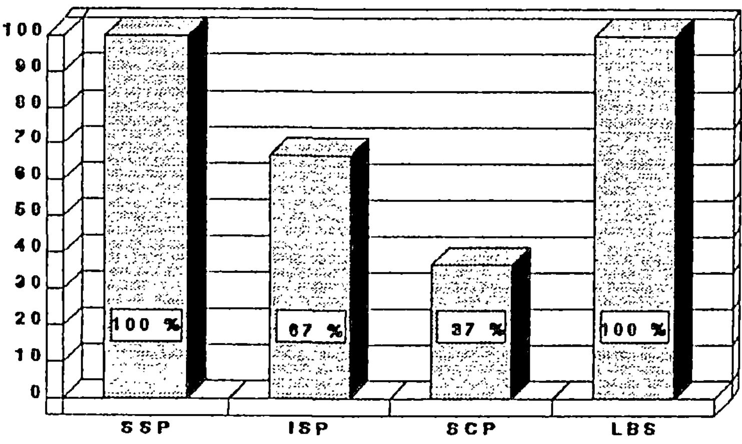

Abb. 37. Vergleichende prozentuale Darstellung (rel %) der Gesamtaktivitäten der Mm. supraspinatus (*SSP*), infraspinatus (*ISP*), subscapularis (*SCP*) und biceps brachii (*LBS*) während Abduktion (*ABD*). Zu beachten ist die hohe Gesamtaktivität des Bizeps

Im Widerspruch zu Basmajian [1] ergab sich die hohe Muskelaktivität bei Abduktion nicht bei gleichzeitiger Außenrotation des Arms, sondern in Neutral-0-Stellung.

Aufgrund der eigenen Messungen können wir feststellen, daß der lange Kopf des M. biceps eine deutliche Aktivität bei der Abduktion des Arms in Neutral-0-Stellung besitzt. Im Gegensatz zur vorherrschenden Meinung wirkt die lange Bizepssehne auch ohne Außenrotation des Arms während der Abduktion mit. Bei einer Ruptur der langen Bizepssehne beträgt die Verminderung der absoluten Abduktionskraft des Arms 20% [52].

Die Wirkungsweise des langen Bizepskopfes bei der Abduktion erklärt sich aus der Gelenkgeometrie: Bis 90° Abduktion wird die lange Bizepssehne über den Humeruskopf im Sulcus bicipitalis um 90° umgelenkt. Das nach unten gerichtete Armgewicht und die in horizontaler Richtung verlaufende Kraftlinie der langen Bizepssehne bilden ein Kräfteparallelogramm, dessen resultierender Kraftvektor durch das Rotationszentrum des Humeruskopfes schräg nach unten auf die Gelenkpfanne gerichtet ist und den Kopf in der Pfanne zentriert.

Über 90° Abduktion entfällt die Umlenkung, und die lange Bizepssehne kann mit einem Momentarm abduzieren, der wenigstens dem Radius des Humeruskopfes entspricht. Dieser ab 90° Abduktion zur Verfügung stehende positive Momentarm übt ein Drehmoment auf den Arm bei Elevation in der Frontalebene aus. Tatsächlich steht diese mechanische Überlegung in Übereinstimmung mit der registrierten Aktivitätskurve,

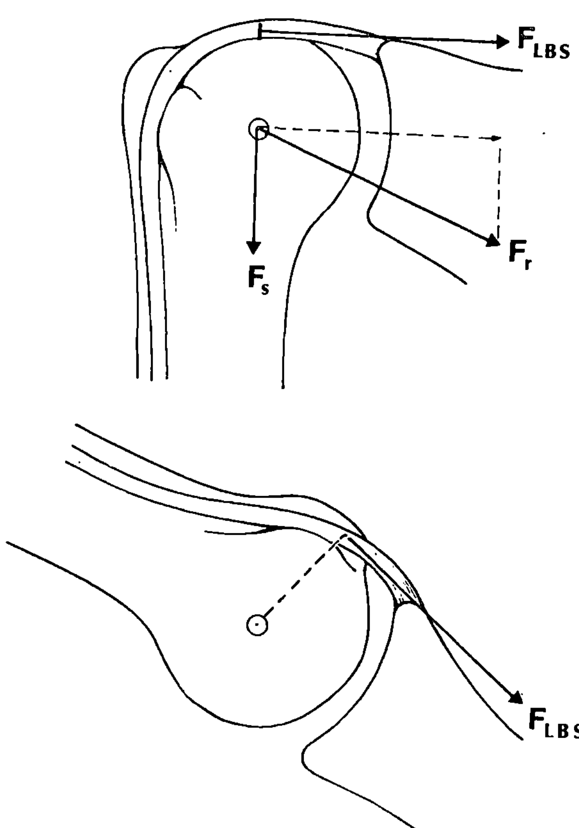

Abb. 38. Schematische Darstellung des Kräfteparallelogramms des langen Kopfes des M. biceps brachii (*LBS*). Bis 90° Abduktion wird die lange Bizepssehne über den Humeruskopf umgelenkt. Der Kraftvektor der langen Bizepssehne (F_{LBS}) und der des Armgewichts (F_s) resultieren in einer gelenksichernden Kraft (F_r). Über 90° Abduktion steht ein effektiver Momentarm zur Verfügung, der lange Bizepskopf beteiligt sich aktiv an der Elevation

welche über 90° weiter ansteigt und ein Punctum maximum bei 132° Elevation erreicht (Abb. 38).

1.4.2 Anteversion

Unbestritten heben beide Köpfe des M. biceps brachii den Arm ventralwärts an. Die maximale Arbeitsmöglichkeit wurde für beide Köpfe mit 9,8% der Gesamtleistung aller an der Anteversion beteiligten Muskeln angegeben [49].

Vergleicht man das Aktivitätsniveau der 4 untersuchten Muskeln während der Anteversion miteinander, waren die Mm. biceps und infraspinatus jeweils zu 97% aktiv, während die Aktivität des M. supraspinatus bei 58% und die des M. subscapularis nur bei 11% lagen. Somit waren M. infraspinatus und M. biceps die aktivsten Muskeln während Anteversion (Abb. 39).

Die Kurvencharakteristik während Anteversion unterschied sich wesentlich von der während Abduktion. Der Unterschied bestand darin, daß das Aktivitätsmaximum von 50% im Bereich zwischen 36 und 60° Anteversion erreicht worden war. Das Aktivitätsmaximum in der frühen Phase der Flexion berechtigt zu der Annahme, daß durch die Umlenkung der langen Bizepssehne die Kraftresultierende eine stabilisierende Gelenkkompression ausübt.

1.4.3 Außenrotation

Der lange Kopf des M. biceps besitzt keine außenrotatorische Wirkung [30, 49]. Dennoch spielt die Außenrotation eine Bedeutung für die Arbeitsweise des Muskels [1].

Das EMG-Muster des Bizeps bei Rotationsbewegungen in der Schulter war in der eigenen Versuchsreihe monophasisch. Bei der Innenrotation (+90° bis –90°) war der M. biceps stumm, wogegen er eine kontinuierliche, wenn auch kleine EMG-Aktivität während nahezu des gesamten Bereichs der Außenrotation (–90° bis +90°) ent-

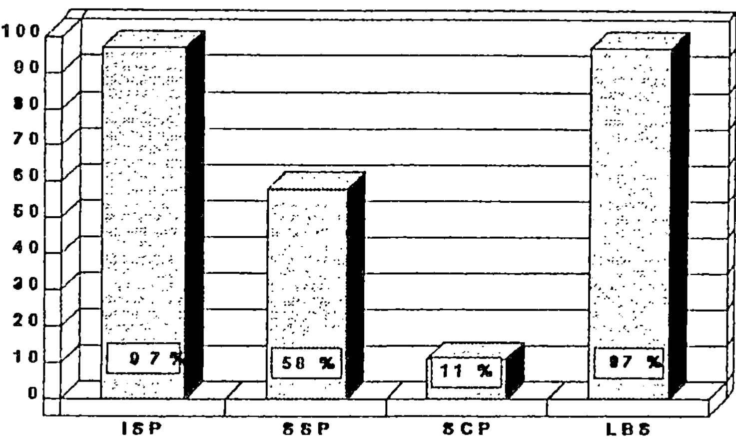

Abb. 39. Vergleichende prozentuale Darstellung (rel %) der Gesamtaktivitäten der Mm. infraspinatus (*ISP*), supraspinatus (*SSP*), subscapularis (*SCP*) und biceps brachii (*LBS*) während Anteversion (*FLX*)

wickelte. Die Spitzenaktivität von 11% war bei einer Außenrotation zwischen –18 und –6° erreicht worden. Der Bizeps ist also bei der Außen-, nicht aber bei der Innenrotation aktiv. Die lange Bizepssene hat ihren längsten horizontalen interartikulären Verlauf in Außenrotation, die Vorspannung der Sehne ist dann maximal. Daraus läßt sich schließen, daß die Effektivität der langen Bizepssehne als Stabilisator des Glenohumeralgelenks bei der Außenrotation am größten und bei der Innenrotation am geringsten ist. Der langen Bizepssehne kommt somit bei der Außenrotation eine passive gelenksichernde Wirkung durch Erhöhung der Vorspannung zu. Eine aktive Mitbeteiligung bei der Außenrotation kann aus unseren Daten in Übereinstimmung mit den anatomischen Befunden nicht gefunden werden (Abb. 40).

2 Isokinetische Kraftmessung

Mit Hilfe dynamometrischer Messung gelingt es, die Gesamtkraft aller am Glenohumeralgelenk einwirkenden Kräfte während eines Bewegungsablaufs zu registrieren. Für eine objektive und reproduzierbare Aufzeichnung des Drehmoments ist es notwendig, eine konstante Winkelgeschwindigkeit bei der Bewegung einzuhalten. Da bei einer isokinetischen Bewegung die Geschwindigkeit gleichförmig, und damit die Beschleunigung

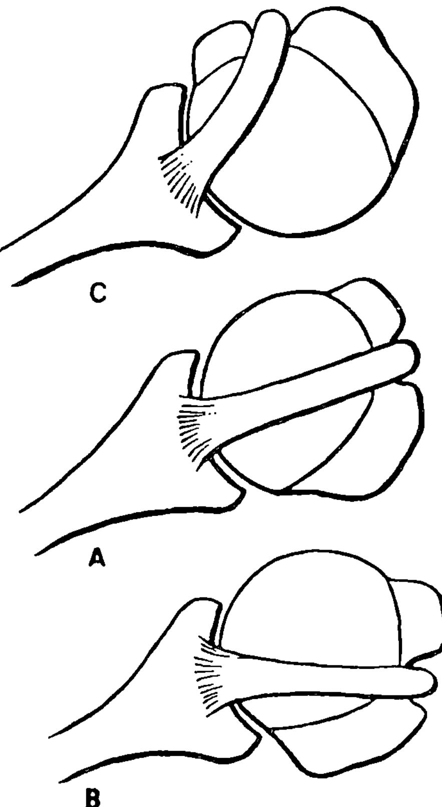

Abb. 40. Die lange Bizepssehne hat ihren längsten horizontalen intraartikulären Verlauf in Außenrotation (*B*), die Vorspannung der Sehne ist dann maximal. (Aus [47]). Während der Innenrotation (*C*) und dem Übergang in Auswärtsrotation (*A*) ist die Vorspannung kleiner

Null ist, müssen während solcher Bewegungsphasen keinerlei Beschleunigungskräfte berücksichtigt werden. Unter isokinetischen Kräften am Glenohumeralgelenk versteht man diejenigen, welche bei gleichförmiger Bewegung, d. h. bei konstanter Winkelgeschwindigkeit, auftreten und über einen Hebelarm ein Drehmoment erzeugen. Das am Dynamometer des isokinetischen Testsystems elektronisch registrierte Drehmoment ist abhängig von der am Hebelarm einwirkenden maximalen Kraft des untersuchten Gelenkabschnitts. Das isokinetische Testsystem verändert maschinell am Hebelarm den Widerstand, gegen welchen die Testperson mit größtmöglicher Kraft die Bewegung ausführt, so daß eine konstante Bewegungsgeschwindigkeit am Hebelarm der Prüfmaschine eingehalten wird. Der vom isokinetischen Testgerät produzierte Widerstand ist proportional zur eingesetzten Kraft am Hebelarm. Unter isokinetischen Bedingungen wird an jedem Punkt eines Bewegungsabschnitts ein relatives Maximum von motorischen Einheiten aktiviert und ihre maximale Kraftkapazität zur Verfügung gestellt [53].

Die Kombination von synchroner EMG-Aufzeichnung und Drehmomentmessung erlaubt Rückschlüsse auf die dynamischen Kraftverhältnisse der untersuchten Muskeln unter isokinetischen Bedingungen. Hieraus leitet sich eine differenzierte Betrachtungsweise der funktionellen Anatomie der Rotatorenmanschette und des M. biceps ab. Eine vergleichende Betrachtung von Drehmomentmessungen gesunder Kollektive und von Patienten mit operativ gesicherter Ruptur der Rotatorenmanschette läßt eine quantitative Abschätzung des Kraftverlustes bei Rotatorenmanschettendefekt zu.

2.1 Kollektiv I

Um das während einer Bewegung sich entwickelnde Drehmoment zu beschreiben, wird gewöhnlich die Höhe des maximal erreichten Drehmoments und die entsprechende Winkelposition angegeben [41]. Eine genauere Evaluation des in den einzelnen Bewegungsebenen erforderlichen Kraftbedarfs erhält man durch Addition aller gemessenen Drehmomentwerte zu einer Gesamtsumme. Unter diesen Voraussetzungen ergibt sich eine neue Reihenfolge der Größenordnung der auftretenden Drehmomente beim gesunden weiblichen Kollektiv. Demnach ist der Kraftbedarf für die Anteversions- und Abduktionsbewegung deutlich höher und rangiert in der Reihenfolge an Position 2 und 3; d. h., daß für die Abduktion und Anteversion mehr Kräfte als angenommen [41] zur Verfügung stehen. Hierdurch verschiebt sich auch das Kraftverhältnis von Agonist zu Antagonist, es ist zwischen Abduktoren und Adduktoren sowie Innenkreisler und Außenkreisler völlig ausgeglichen. Lediglich in der Sagittalebene stand die Kraft der Extensoren zu der der Flexoren in Übereinstimmung mit Ivey [41] in einem Verhältnis von 5:4.

Die von uns durchgeführte Berechnung der linearen Regression der einzelnen Drehmomentkurven mit den Stromkurven der untersuchten Muskeln beantwortete die Frage, ob es in bestimmten Bewegungsebenen sog. „Steuermuskeln" gibt, welche für die bestimmte Bewegungsebene und die dazugehörige Drehmomentkurve charakteristisch und repräsentativ waren. Während der Abduktion korrelierte sowohl der M. supraspinatus ($p < 0{,}001$, $r = 0{,}946$) als auch der M. infraspinatus ($p < 0{,}001$, $r = 0{,}961$) hochsignifikant mit der Drehmomentkurve. Für den M. subscapularis sowie den M. biceps brachii bestand keine signifikante Beziehung zwischen EMG-Signal und Drehmomentverlauf.

Bei derselben Berechnung für die Anteversion ergab sich eine hochsignifikante Korrelation zwischen Drehmoment und EMG-Aktivität des M. infraspinatus ($p < 0{,}001$, r = 0,866). Dies unterstreicht die wichtige Bedeutung des M. infraspinatus bei der Gelenksicherung.

Der M. infraspinatus korrelierte als einziger Muskel hochsignifikant während der Außenrotation mit dem Gesamtdrehmoment (p <0,001, r = 0,908).

Der klassische Innenrotator, der M. subscapularis, korrelierte während der Innenkreiselung des Arms hochsignifikant mit der Drehmomentkurve (p <0,001, r = 0,957).

Die Kurvencharakteristik der Drehmomentwerte in den einzelnen Untersuchungsebenen wird demnach von dem für die jeweilige Bewegung typischen Muskel geprägt. Man kann also die Mm. supraspinatus und infraspinatus als „Steuermuskeln" bei der Abduktion, den M. infraspinatus als „Steuermuskel" bei Anteversion und auch bei Außenrotation sowie den M. subscapularis als typischen „Steuermuskel" bei Innenkreiselung des Arms bezeichnen.

2.2 Kollektiv II

In Abweichung zu Ivey [41] konnten wir feststellen, daß generell die Kraft des nicht dominanten Arms im Seitenvergleich geringer war als die des dominanten. Dies war statistisch signifikant für Innen- und Außenrotation sowie Adduktion. Bei der vergleichenden Gegenüberstellung des weiblichen und männlichen gesunden Kollektivs zeigte sich überraschenderweise, daß das Drehmoment während Abduktion bei den Probandinnen um 3% über dem maximalen des männlichen Vergleichskollektivs lag. Während Flexion (30%), Innen- (18%) und Außenrotation (28%) produzierten die Männer höhere Drehmomentwerte als die gesunden Frauen. Der von Ivey u. Calhoun [41] angegebene „männliche" Drehmomentwert scheint uns zu niedrig.

Vergleichsweise [41] geringere Standardabweichungen bestätigen jedoch unsere Ergebnisse. Nur methodische Unterschiede können also die Differenzen erklären.

2.3 Kollektiv III

Aufgrund fehlender Kraft, unzureichendem Bewegungsumfang und der Schmerzhaftigkeit wurde eine präoperative isokinetische Drehmomentprüfung bei Patienten mit Rupturen der Rotatorenmanschette bisher nicht durchgeführt [79]. Um über den Erfolg der operativen Behandlung Langzeiterfahrungen sammeln zu können, ist es jedoch notwendig, präoperativ quantitative Werte für Kraft und Bewegungsumfang bei Patienten mit Rotatorenmanschettenruptur zu ermitteln. Zusätzlich wird die Frage nach einem Zusammenhang zwischen pathologischen Drehmomentmeßwerten und Rupturgröße sowie weiteren Einflußfaktoren gestellt, um Hinweise auf einen möglichen Einsatz des isokinetischen Testgeräts in der Diagnostik zu erhalten. Als Einflußgrößen wurden die Händigkeit, Alter, Größe, Gewicht und Motivationslage des Patienten sowie Größenausdehnung der Ruptur und Dauer der Erkrankung untersucht.

Die durchgeführte Testung des Bewegungsumfangs und des Drehmoments erlaubt unter den gegebenen standardisierten Bedingungen (streng definierte Vorgehensweise, identische Reihenfolge der verschiedenen Tests, gleicher Tester in allen Versuchen) den relativen Vergleich zwischen verschiedenen Probandengruppen und Bewegungstypen (Abb. 41a–d).

In allen Bewegungsebenen des Schultergelenks waren Maximalkraft und Bewegungsumfang des Betroffenen im Vergleich zum kontralateralen Arm signifikant gemindert. Die Kraftschwächung war am deutlichsten bei der Flexion, gefolgt von Außenrotation, Abduktion, Adduktion, Innenrotation und Extension. In allen Bewegungsebenen lag eine Schwächung von mindestens 35 bis maximal 62% des maximalen Drehmomentwertes vor. Neben der Minderung des Drehmoments kam es auch zu einer Einschränkung

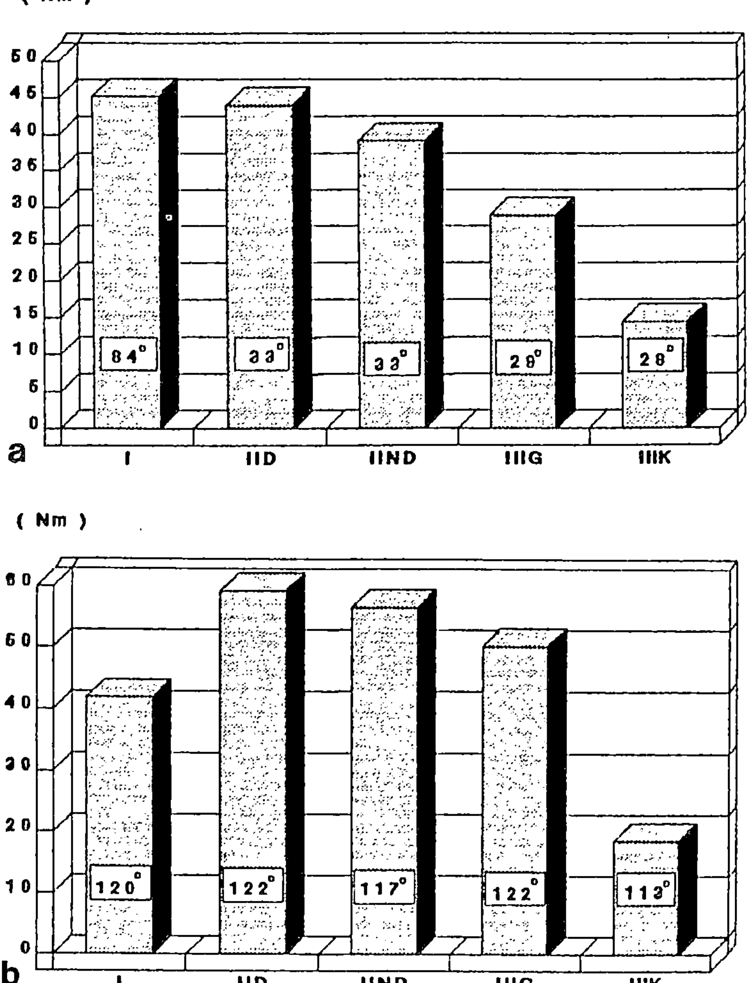

Abb. 41a–d. Vergleichende Darstellung des maximal erreichten Drehmomentes (Nm) bei Abduktion (a), Anteversion (b), Außenrotation (c), und Innenrotation (d), (*I* Kollektiv I schultergesunde Probandinnen; *IID* Kollektiv II schultergesunde Probanden, dominanter Arm; *IIND* Kollektiv II – schultergesunde Probanden, nicht dominanter Arm; *IIIG* Kollektiv III – Patienten mit RM-Ruptur, gesunder Arm; *IIIK* Kollektiv III – Patient mit RM-Ruptur, kranker Arm; $x°$ Winkelstellung bei Erreichen des maximalen Drehmoments)

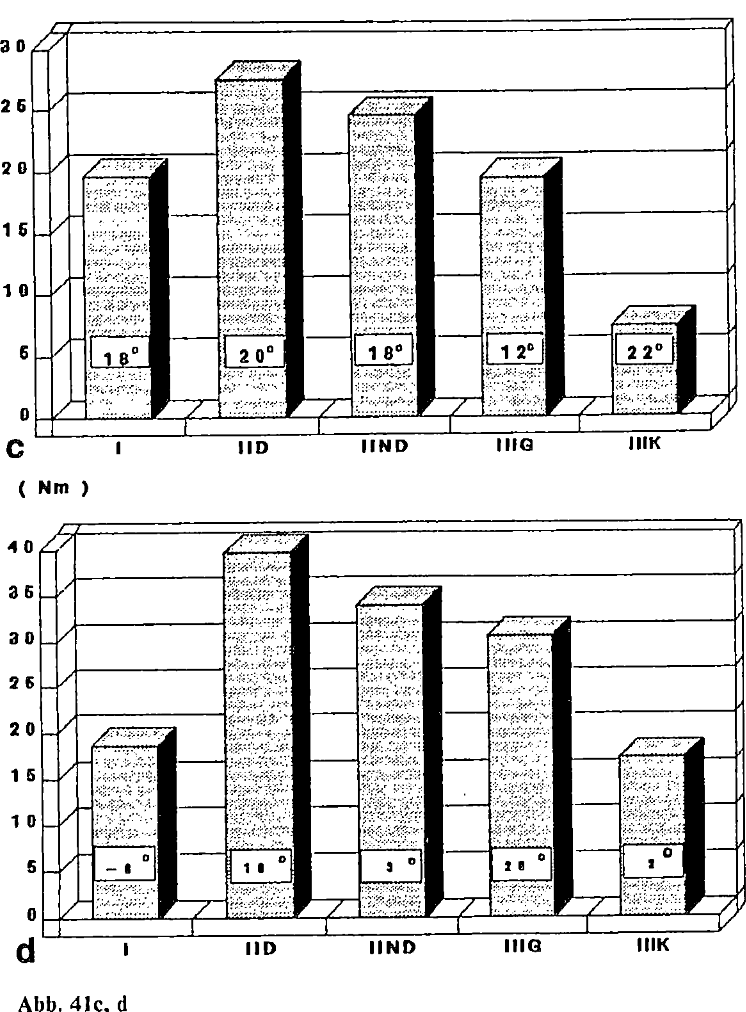

Abb. 41c, d

des Bewegungsumfangs, am stärksten bei Abduktion, gefolgt von Außenrotation, Innenrotation und Anteversion. Unverändert blieben die Winkelpositionen, bei denen die Maximalkraft auftrat.

Die Vermutung, daß die relative Kraftminderung bei Betroffenheit des nicht dominanten Arms größer ist als bei Affektion des dominanten wurde tendentiell bestätigt. Eine statistisch signifikante Differenz lag jedoch nicht vor.

Beim Vergleich der gesunden Schulter der Patienten mit Rotatorenmanschettenruptur mit dem gesunden Vergleichskollektiv zeigte sich, daß die Patienten auch am gesunden Arm weniger Kraft und Bewegungsumfang aufwiesen. Dies wird auf den Degenerationsprozeß und die körperliche Inaktivität des alten Patienten zurückgeführt [15, 18]. Die in dieser Arbeit durchgeführten Korrelationsanalysen erbrachten keinen Zusammenhang zwischen dem Alter der Patienten und dem beobachteten Drehmoment.

Interessanterweise beeinflußte die Dauer der Erkrankung nicht die Ergebnisse der Drehmomentberechnungen, was aufgrund der sich einstellenden Muskelatrophie nach

Sehnenruptur vielleicht zu erwarten gewesen wäre. Ebensowenig konnten die verschiedentlich postulierten Korrelationen zwischen präoperativer Kraft [26, 33] und der Rupturgröße eine Bestätigung finden.

Der Schulterschmerz beeinflußt erheblich die Drehmomentmessung. Die Schmerzhemmung führt über propriozeptive Rückkoppelungsmechanismen auch zur neurophysiologischen Reflexhemmung [29]. Dies tritt oft schon vor dem subjektiven Schmerzerlebnis auf.

Mit Hilfe des isokinetischen Testgeräts, Cybex II, gelingt es, präoperative Werte für Drehmoment und Bewegungsumfang quantitativ standardisiert zu erstellen. Es gelingt damit aber nicht, eine defektspezifische Kurvencharakteristik zu gewinnen, welche in der Lage wäre, eine diagnostische Aussage und Prognose zu treffen.

3 Kräfte am Glenohumeralgelenk

Bei der mechanischen Analyse von Gelenkbelastungen stellen wir der von außen auf ein Skelettelement einwirkenden Kraft die inneren Kräfte der an dem Skelettabschnitt angreifenden Muskulatur gegenüber und betrachten die gesamtresultierende Kraft und deren Einzelvektoren. Ausgangspunkt für die Charakterisierung statischer oder dynamischer Prozesse aus biomechanischer Sicht sind in jedem Fall die Grundprinzipien der Newton-Mechanik. Für eine mathematische Analyse der besonderen Situation am Schultergelenk soll hier die Berechnung der auftretenden Kräfte während Abduktion dienen.

3.1 Statische Belastung

Für den statischen Fall befinden sich die Körpersegmente aufgrund eines Gleichgewichts der auf sie einwirkenden Kräfte in Ruhe. Die Vektorsumme aller angreifenden Kraftvektoren und das aus diesen Kräften resultierende Drehmoment ist Null. Die hierzu betrachteten Skelettelemente werden näherungsweise als starre Körper betrachtet. In ausreichender Näherung liegen die zu berücksichtigenden Kräfte in einer gemeinsamen Ebene. Unter dieser Prämisse ist es gestattet, von nach Betrag und Richtung bekannten, auf einen Gelenkabschnitt einwirkenden äußeren Kräften (z. B. die Schwerkraft) auf die Größe körperinnerer Kräfte (Muskelkräfte, Gelenkkompressionskräfte) zu schließen [11].

Für eine ausreichende Beschreibung von Größe und Richtung der Kräfte bei der Armabduktion in der Frontalebene müssen die Parameter Schwerkraft des Arms, Zugkraft der Abduktoren, Zugkraft der Muskeln der Rotatorenmanschette und resultierende Gelenkkompressionskraft definiert werden. Die resultierende Kraft im Gelenk zwischen Humeruskopf und Pfanne setzt sich aus einer Scherkraftkomponente entlang der Pfannenebene und einer Kompressionskomponente senkrecht zu dieser zusammen. Dieser zusammengesetzte Kraftmechanismus bei der Armabduktion ist notwendig, da die glenoidale Gelenkpfanne keine ausreichende mechanische Gelenkführung und Stabilisierung ermöglicht. Die parallel zur glenoidalen Pfannenfläche gerichtete Kraftkomponente des M. deltoideus wird durch die Zugkraft der Muskeln der Rotatorenmanschette kompensiert.

3.1.1 Schwerkraft des Arms

Die Schwerkraft des Armgewichts bestimmt das Drehmoment des Arms, es entspricht etwa 5% des gesamten Körpergewichts [21]. Ihre Bestimmungsgrößen sind der Schwerkraftmittelpunkt, Länge des Hebelarms und Rotationszentrum des Humeruskopfes. Der Hebelarm, die Distanz zwischen Rotationszentrum und Armschwerpunkt, beträgt 318 mm [63] nach anderen Berechnungen zwischen 294 und 311 mm [65]. Perry [61] gibt bei 30% Abduktion eine Hebelarmlänge von 162 mm, bei 45% Abduktion von 299 mm und bei 90% Abduktion von 324 mm an.

3.1.2 Zugkraft der Abduktoren

Der Kraftbetrag der Muskelaktion bei Abduktion besitzt verschiedene Determinanten. Der Winkel zwischen Humerus und Gelenkpfanne hat auf die Richtung der Kraftvektoren der abduzierenden Muskulatur und deren Momentarm Einfluß. Die während Abduktion veränderte Armposition, welche bei konstantem glenohumeralem Rhythmus von einer relativen Mitbewegung der Skapula gefolgt wird, verändert fortlaufend die Zugrichtung des M. deltoideus und damit im Zusammenhang auch die Größe des Momentarms. Je flacher der Winkel, desto größer ist die Scherkraftkomponente [63]. Im Gegensatz zum M. deltoideus besitzt der M. supraspinatus über einen weiten Elevationsbereich von 0 bis 120° einen konstanten Momentarm bei unverändertem Aktionswinkel zur Pfannenfläche [63]. Die Mm. subscapularis, infraspinatus und teres minor leisten bis 90° Abduktion keinen Beitrag zur aktiven Armbewegung.

Eine weitere notwendige Kenngröße zur Berechnung der Kräfte stellt die planimetrische Flächenangabe des Muskelquerschnitts dar. Bezogen auf eine durchschnittliche Muskelquerschnittsfläche von 6,21 cm^2 des M. supraspinatus ergeben sich folgende relative Muskelquerschnittsflächen [63]:

M. supraspinatus = 10
M. deltoideus pars clavicularis = 16,0
M. deltoideus pars acromialis = 23,8
M. deltoideus pars spinalis = 20,9
M. infraspinatus = 18,3
M. suprascapularis = 22,3
M. latissimus dorsi = 11,9

Die Muskelquerschnittsfläche wurde von den zitierten Autoren an der Stelle des größten Muskelumfangs planimetrisch bestimmt. Die Werte stehen in Einklang mit Referenzwerten von Fick [27].

Der relative Kraftbetrag eines Muskels ergibt sich aus dem Produkt von Muskelquerschnittsfläche und dem Integral der elektromyographischen Aktivität [63].

Unter isometrischen Bedingungen, bei unbelastetem auf 90° abduziertem Arm, würde bei isolierter Anspannung des M. deltoideus eine kalkulierte Kraft von 506 N auf diesen Muskel entfallen [40]. Wenn das Armgewicht statt der von ihnen [40] angenommenen 9% des gesamten Körpergewichts bei etwa 5% liegt, ergeben sich geänderte Kraftwerte

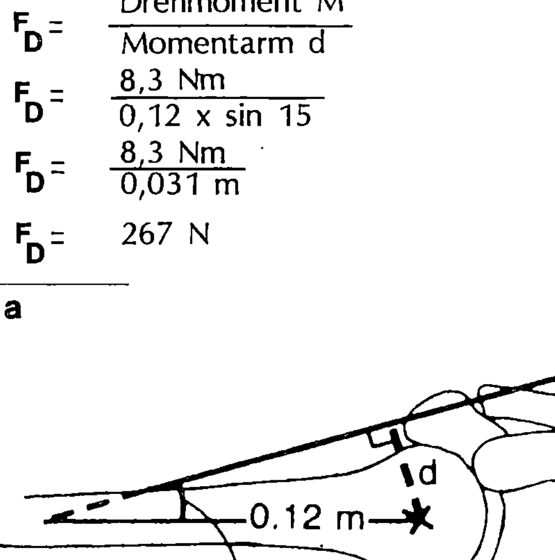

$$F_D = \frac{\text{Drehmoment } M}{\text{Momentarm } d}$$

$$F_D = \frac{8,3 \text{ Nm}}{0,12 \times \sin 15}$$

$$F_D = \frac{8,3 \text{ Nm}}{0,031 \text{ m}}$$

$$F_D = 267 \text{ N}$$

a

b

Abb. 42a, b. Berechnung der vektoriellen Muskelkraft F_D des M. deltoideus bei unbelastetem auf 90° abduziertem Arm. (Nach [80])

von 278–376 N [65] bzw. 237–297 N [80] (Abb. 42a, b). Entsprechend der hohen Scherkraftkomponente entwickelt der M. deltoideus seine größte Kraft (349–456 N) bei 45° Abduktion.

Berechnet man die maximale Muskelkraft für den statischen Fall aus dem Produkt von Muskelquerschnittsfläche und der elektromyographischen Aktivität, ergibt sich ein Maximalwert eines Gesamtdrehmoments für den M. deltoideus von 1960 N, entsprechend der Formel [65]

$$F = x_f \cdot A x \, \frac{\% \text{ EMG}}{100}$$

$F =$ Muskelkraft

$x_f =$ $10 \text{ kg} \cdot \text{cm}^{-2}$

$A =$ Gesamtquerschnittsfläche des M. deltoideus $= 20 \text{ cm}^2$

Bei Abduktion beträgt der Anteil des M. supraspinatus zur Erzeugung des Drehmoments 1/6–1/7 des maximalen gesamten Abduktionsdrehmoments [65]. Nach neueren experimentellen Untersuchungen [38] tragen jedoch sowohl M. deltoideus als auch M. supraspinatus ungefähr zu gleichen Teilen zur Erzeugung dieses Drehmoments bei. Klinischen Angaben zufolge beträgt der Kraftverlust bei Ruptur der langen Bizepssehne während Abduktion 20% [52]. Der Muskelquerschnitt beider Köpfe des M. biceps brachii entspricht 9 cm², wobei die Hälfte auf den langen Kopf entfällt [61]. Gäbe es zuverlässige EMG-Messungen des M. biceps brachii unter isometrischen Bedingungen, könnte unter Verwendung der Ringelberg-Formel der entsprechende Drehmomentbetrag für die Abduktionsbewegung errechnet werden.

3.1.3 Resultierende Gelenkkraft

Die resultierende Gelenkkraft während Abduktion setzt sich aus der Zugkraft der Muskeln der Rotatorenmanschette mit kompressiver Wirkung und der Scherkraft der großen Abduktoren parallel zur Pfannenebene zusammen. Nach linearem Anstieg erreicht sie ihr Maximum bei 90° und entspricht dem 0,89fachen Körpergewicht [63]. Bei der isolierten Berechnung der Scherkräfte wird das Maximum bei 60° Abduktion mit einem Wert von maximal 0,42fachem Körpergewicht erreicht [63].

3.2 Isokinetische Belastung

Die gleichförmige oder isokinetische Bewegung kann als Sequenz statischer Momentaufnahmen betrachtet werden, da definitionsgemäß in diesem Zustand keine äußeren Kräfte F wirken, die eine Beschleunigung a des bewegten Körpers zur Folge hätten:

$$a = F : m.$$

Somit ergeben sich als einwirkende Kräfte die Gravitationskraft des Arms und die entgegengerichtete Abduktionskraft. Der Einfluß der Gravitationskraft wurde für die isokinetischen Drehmomentberechnungen rechnerisch eliminiert. Diese mathematische Korrektur erlaubt den direkten Vergleich zwischen isometrischen und isokinetischen Kraftberechnungen.

Die vektorielle Muskelkraft F (N) ergibt sich aus dem Quotient von Drehmoment M (Nm) und Momentarm d(m):

$$F(N) = \frac{M\ (Nm)}{d\ (m)}.$$

Unter isokinetischen Bedingungen (Winkelgeschwindigkeit = 60°/s) betrug die Abduktionskraft des M. deltoideus F am Punkt des größten Drehmoments (84° Abduktion, 45,1 Nm):

$$F_D = \frac{45,1\ (Nm)}{0,031\ (m)}$$

$$F_D = 1455\ N.$$

Für die Abduktionskraft wurde simplifizierend in einer ersten Annäherung die Kraft F_D des M. deltoideus als alleinige Abduktionskraft eingesetzt, der Momentarm wird mit 31 mm berechnet [80]. Würde der M. deltoideus alleine die isokinetische Abduktionsbewegung durchführen, übte er bei einer Winkelgeschwindigkeit von 60°/s bei 84° Abduktion eine maximale Kraft von 1455 N aus. Der Vergleich einer statischen Belastung im Glenohumeralgelenk bei 90° abduziertem, unbelastetem Arm mit einer maximalen isokinetischen Belastung bei annähernd gleicher Winkelstellung zeigte, daß das Drehmoment bei isokinetischer Belastung etwa 5fach größer war als bei statischer Belastung.

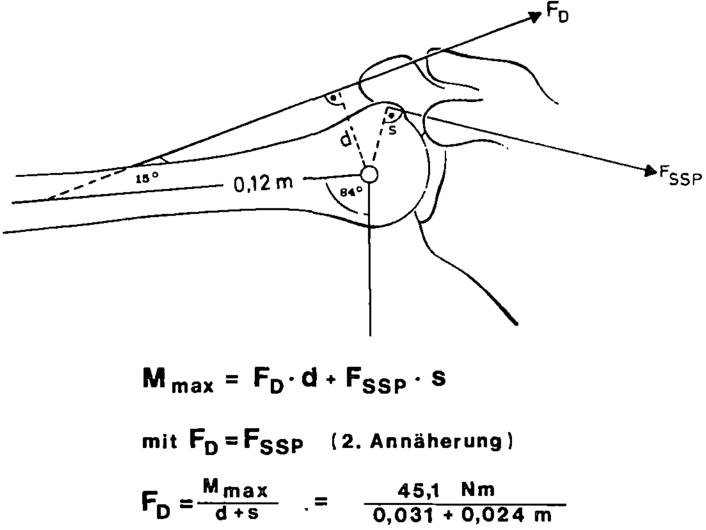

$$M_{max} = F_D \cdot d + F_{SSP} \cdot s$$

$$\text{mit } F_D = F_{SSP} \quad (\text{2. Annäherung})$$

$$F_D = \frac{M_{max}}{d+s} = \frac{45{,}1 \ \text{Nm}}{0{,}031 + 0{,}024 \ \text{m}}$$

$$F_D = F_{SSP} = 820 \ \text{N}$$

Abb. 43. Bei gleichmäßiger Kraftverteilung zwischen M. deltoideus (F_D) und M. supraspinatus (F_{SSP}) [36] ergibt sich für die isokinetische Maximalbelastung bei 84° Abduktion eine Abduktionskraft von je 820 N für den M. supraspinatus und den M. deltoideus. Bei dieser Gleichung besitzt der M. supraspinatus einen durchschnittlichen Momentarm von 24 mm [36]

Das bei der zweiten Annäherung berechnete Verhältnis der Kraftverteilung bei der Abduktion von 1:1 zwischen M. deltoideus und M. supraspinatus bezieht sich auf eine indirekte Berechnung des Drehmoments aus dem Produkt von Momentarm und relativer Muskelkraft, wobei die relative Muskelkraft das Produkt aus Muskelquerschnittsfläche und Integral des EMG-Signals [63] darstellt. In dieser Berechnung von Howell et al. [36] lag der indirekte Drehmomentwert für den M. deltoideus bei einem Wert von 2,78 und für den M. supraspinatus bei 2,50. Diese Drehmomentberechnungen beziehen sich auf eine isokinetische Untersuchung mit einer Testgeschwindigkeit von 60°/s.

3.2.1 Relative Muskelkraft

Die EMG-Signale eines sich kontrahierenden Muskels geben keine Auskunft über die vom Muskel entwickelte Kraft. Poppen u. Walker [63] stellten fest, daß man aus der Muskelaktivität aber die relative Muskelkraft berechnen kann. Dazu bedarf es des EMG-Integrals und der sog. „cross sectional area". Unter „cross sectional area" versteht man den Quotienten aus Volumen des zu berechnenden Muskels und durchschnittlicher Muskelfaserlänge. Howell et al. [36] haben für die Muskulatur der Rotatorenmanschette und für den M. deltoideus standardisierte Werte für die cross sectional area anhand von anatomischen Untersuchungen aufgestellt. Diese divergieren z. T. erheblich (M. subscapularis) von den entsprechenden Berechnungen von Poppen u. Walker [63]. Aus diesem Grund verwendeten wir für unsere eigenen Berechnungen die Werte der letztgenannten Arbeitsgruppe.

Bei der Abduktion war das maximale Drehmoment bei 84° Abduktionsstellung erreicht (Tabelle 33). Obgleich die elektrischen Aktivitäten der Mm. infraspinatus und subscapularis deutlich unter der des M. supraspinatus lagen, ergab sich eine annähernd gleiche bzw. sogar etwas höhere relative Muskelkraft für die Mm. infraspinatus und subscapularis im Vergleich zum M. supraspinatus. Die an dieser Stelle vom langen Kopf des M. biceps brachii entwickelte relative Muskelkraft erreichte mehr als die Hälfte des Supraspinatuswertes. Damit kann vermutet werden, daß

1. der lange Kopf des M. biceps brachii tatsächlich einen aktiven Beitrag zur Abduktion des Arms liefert,
2. das Drehmoment des M. supraspinatus bei der Abduktion weniger als 50% des von Howell et al. [36] berechneten Wertes ausmacht.

Die Querschnittsfläche des langen Kopfes des M. biceps brachii wird mit 4,5 cm^2 [61] angegeben. Bezogen auf eine durchschnittliche Muskelquerschnittsfläche von 6,21 cm^2 des M. supraspinatus [63] ergibt sich eine relative Querschnittsfläche für den langen Kopf von 7,25.

Während Anteversion wurde das größte Drehmoment bei 120° erreicht (Tabelle 34). Hier entwickelte der M. infraspinatus die größte relative Kraft. Der lange Kopf des M. biceps war nur wenig schwächer als der M. supraspinatus.

Tabelle 33. Berechnung der relativen Muskelkraft (F_r) bei Erreichen des maximalen Drehmoments während Abduktion (*84° ABD*) für die Mm. supraspinatus (*SSP*), infraspinatus (*ISP*), subscapularis (*SCP*) und biceps brachii (*LBS*); *CSA* cross sectional area. (Nach [63])

84° ABD	Aktivität (%)	CSA	F_r
SSP	58	10,0	580
ISP	29	18,3	531
SCP	28	22,3	624
LBS	43	7,25	312

Tabelle 34. Berechnung der relativen Muskelkraft (F_r) bei Erreichen des maximalen Drehmoments während Anteversion (*120° FLX*) für die Mm. supraspinatus (*SSP*), infraspinatus (*ISP*), subscapularis (*SCP*) und biceps brachii (*LBS*); *CSA* cross sectional area. (Nach [63])

120° FLX	Aktivität (%)	CSA	F_r
SSP	28	10,0	280
ISP	37	18,3	677
SCP	4	22,3	89
LBS	24	7,25	174

Bei Erreichen des maximalen Drehmoments bei Außenrotation bewies der M. infraspinatus seine Bedeutung als kräftigster Außenrotator (Tabelle 35), der M. subscapularis zeigte während der Innenrotation eine vergleichbare Überlegenheit (Tabelle 36).

Tabelle 35. Berechnung der relativen Muskelkraft (F_r) bei Erreichen des maximalen Drehmoments während Außenrotation (–6° AR) für die Mm. supraspinatus (*SSP*), infraspinatus (*ISP*) subscapularis (*SCP*) und den langen Kopf des M. biceps brachii (*LBS*); *CSA* cross sectional area. (Nach [63])

–6° AR	Aktivität (%)	CSA	F_r
SSP	26	10,0	260
ISP	36	18,3	659
SCP	0	22,3	0
LBS	11	7,25	80

Tabelle 36. Berechnung der relativen Muskelkraft (F_r) bei Erreichen des maximalen Drehmoments während Innenrotation (–18° IR) für den M. subscapularis (*SCP*); *CSA* cross sectional area. (Nach [63])

–18° IR	Aktivität (%)	CSA	F_r
SCP	40	22,3	892

Die signifikante Korrelation der Drehmomentwerte mit den Stromkurven der sog. Steuermuskeln M. supraspinatus, M. infraspinatus und M. subscapularis findet auch ihre Bewertung bei der Berechnung der relativen Muskelkraft. Hierbei zeigen die Steuermuskeln die für die jeweilige Bewegungsebene größte Kraftentwicklung.

Ohne den Stellenwert des Faktors Schmerz valuieren zu können, fanden wir bei Patienten mit Supraspinatussehnenruptur (Kollektiv III, s. Kap. V Abschn. 2.3) in der Abduktionsebene eine Schwächung von 46% des maximalen Drehmomentwertes. Der Einfluß des Faktors Schmerz verursachte einen zusätzlichen nicht kalkulierbaren Kraftverlust. Durch unsere Messung kann die potentielle Abduktionskraft des M. supraspinatus nur annäherungsweise angegeben werden.

Dem Bizepsmuskel kommt eine eindeutige aktive Beteiligung bei der Abduktion zu. Unter vorsichtiger Schätzung kann man feststellen, daß der lange Kopf des M. biceps brachii zusammen mit dem M. supraspinatus ein etwa gleich kräftiges Drehmoment wie der M. deltoideus entwickelt, unter Berücksichtigung des EMG-Musters, des Muskelquerschnitts und des maximal erreichten Drehmoments. Unter isokinetischen Bedingungen entfällt dabei die Arbeitsleistung zu 35% auf den M. supraspinatus und zu 15% auf den langen Kopf des M. biceps brachii.

VI Zusammenfassung

Im Mittelpunkt dieser Arbeit stehen Funktionsweise und Kraftentfaltung der Muskeln der Rotatorenmanschette (ohne M. teres minor) und des M. biceps brachii bei Bewegungen im gesunden und kranken Schultergelenk. Die komplexe Muskeldynamik und die darauf basierende nahezu uneingeschränkte Bewegungsfähigkeit des Schultergelenks bereitet erhebliche Schwierigkeiten bei der Betrachtung der Wirkungsweise der Schultermuskulatur während Bewegung. Biomechanische Überlegungen bezogen sich bisher auf eine Deskription auftretender Kräfte bei statischer Belastung, d. h. am unbewegten Gelenk. Entsprechend dem Motto „Leben ist Bewegung" interessieren den Kliniker aber gerade die Funktionsweise und die Kraftentwicklung bei den funktionellen Anforderungen im täglichen Leben, am Arbeitsplatz und im Sport. Somit war es die zentrale Aufgabenstellung, die Funktionsweise von Rotatorenmanschette einschließlich M. biceps brachii in vivo an der bewegten gesunden und kranken Schulter zu erforschen und daraus Schlüsse für eine funktionsgerechte Chirurgie zu ziehen.

Drei wesentliche Untersuchungsverfahren bildeten die Grundlage dieser Arbeit:

- die intramuskuläre Elektromyographie zur qualitativen Gleichsetzung der elektrischen Aktivität mit der Wirkung der untersuchten Muskeln,
- die dynamometrische Erfassung des Drehmoments bei Bewegung des Schultergelenks zur Registrierung der aufgetretenen Kräfte und
- die goniometrische Bestimmung des Bewegungsumfangs der Armbewegung.

Untersucht wurden 3 verschiedene Kollektive zur vergleichenden Bewertung geschlechts- und krankheitsspezifischer Einflußgrößen:

- ein schultergesundes weibliches Kollektiv (Kollektiv I) zur simultanen Registrierung der elektromyographischen Aktivität, der dynamischen Kraftentwicklung und des Bewegungsumfangs unter isokinetischen Bedingungen,
- ein schultergesundes männliches Kollektiv (Kollektiv II) zur vergleichenden Bestimmung des Drehmoments unter isokinetischen Bedingungen,
- ein männliches Patientengut mit operativ gesicherter Ruptur im Bereich der Rotatorenmanschette (Kollektiv III) zur dynamometrischen Bewertung des Kraftverlustes durch Läsion im Bereich der Rotatorenmanschette unter isokinetischen Bedingungen.

1 Methodik

1.1 Kollektiv I

Die Untersuchung wurde an 12 weiblichen rechtshändigen Versuchspersonen im Durchschnittsalter von 25 Jahren (Bereich 21–31 Jahre) durchgeführt. Keine der Frauen war

102

eine Hochleistungssportlerin oder hatte sich je die Schulter verletzt. In einer vorausge-
henden sorgfältigen klinischen Untersuchung der Schulter fanden sich keine Auffällig-
keiten. Abgeleitet wurde das Elektromyogramm des M. biceps, des M. supraspinatus, des
M. infraspinatus und des M. subscapularis jeweils der rechten Schulter während folgender Bewegungen: Abduktion und Adduktion in der Frontalebene, Anteversion und Retroversion in der Sagittalebene sowie Außen- und Innenrotation bei 90° abduziertem
Oberarm.

Die Bewegungen wurden auf einem isokinetischen Testgerät, Cybex II, an einem isokinetisch gesteuerten Hebelarm zur Registrierung des Drehmoments bei von der Testperson mit maximaler Anstrengung durchgeführten Armbewegung und bei einer vom Testgerät gesteuerten Maximal möglichen Bewegungsgeschwindigkeit von 60°/s durchgeführt. Die Bewegungsebenen des Arms und die Position der Probandin waren durch eine
exakt vorgegebene und reproduzierbare Winkelstellung des Hebelarms sowie durch eine
exakte Positionierung auf dem Untersuchungstisch (UBXT) vorgegeben und vereinheitlicht. Die bipolaren EMG-Ableitungen erfolgten mit Hilfe von dünnen (50 μm) intramuskulären Platin-Iridium-Elektroden. Die Signale wurden über Vorverstärker und
4-Kanal-EMG-Verstärker auf einem FM-Band-Gerät gespeichert. Zusätzlich wurden das
entwickelte Drehmoment und die Bewegungsposition am Hebelarm sowie ein PCM-
Echtzeitsignal auf dem Bandgerät registriert.

Zu Beginn der eigentlichen Versuche überprüften wir die Position der Elektroden im
Muskel durch Kontrolle des EMG-Signals während isometrischer Anspannung. „Über-
sprechen" zwischen anatomischen Nachbarn wurde ausgeschlossen. Vor den Testbewe-
gungen zur Abduktion bzw. Anteversion wurde jeweils das Gewicht des Arms der Testperson sowie der bewegten Teile der Cybex II während einer reinen passiven Adduk-
tions- und Extensionsbewegung gemessen, um bei der späteren Auswertung den Effekt
der Schwerkraft auf die gemessenen aktiven Drehmomente eliminieren zu können. Bei
den Rotationsbewegungen war die Anordnung stets im Gleichgewicht, so daß die Berechnung der Schwerkraft entfallen konnte.

Bei der Auswertung wurden die gemessenen EMG-Signale über einen Hochpaß mit
einer Grenzfrequenz von 50 Hz gefiltert, integriert und auf einen 7-Kanal-UV-Schreiber
dargestellt. Die maximale Aktivität eines jeden Muskels während der gesamten (inklusi-
ve isometrischen) Testdauer einer jeden Probandin wurde gleich 100% gesetzt. Bei jeder
Testperson wurden 3 repräsentative Zyklen einer jeden Bewegungsart ausgewählt, ausge-
messen und gemittelt. Die Drehmomente wurden um den Einluß der Schwerkraft, entsprechend den zuvor gemessenen Werten, in Abhängigkeit vom Winkel zur Horizontalen korrigiert. Angegeben sind somit die schwerkraftfreien Werte. Insgesamt genügten 10
der 12 Versuchspersonen allen Kontrollen. Ihre Daten wurden erneut gemittelt und zur
Auswertung herangezogen.

1.2 Kollektiv II

Zur Ermittlung geschlechts- und krankheitsspezifischer Unterschiede und zur Überprüfung des Einflusses der Seitendifferenz auf Kraft- und Bewegungsumfang von dominantem und nicht dominantem Arm testeten wir ein männliches gesundes Kollektiv. Es
handelt sich um 11 sportlich durchschnittlich aktive, schultergesunde Männer im Durchschnittsalter von 26,5 Jahren (Bereich 23–31 Jahre). Dieses Kollektiv führte, entspre-

chend den Versuchsbedingungen bei Kollektiv I, am isokinetischen Testgerät (Cybex II) Bewegungsumfang- und Drehmomentmessungen bei konstanter Winkelgeschwindigkeit von 60°/s durch. Auf die elektromyographische Erfassung der Muskelaktivität mußte aus technischen Gründen verzichtet werden. In Vorversuchen hatte sich gezeigt, daß aufgrund der Schichttiefe des M. subscapularis technisch nicht zuverlässig reproduzierbare EMG-Ableitungen vorlagen.

1.3 Kollektiv III

Das Kollektiv III umfaßte insgesamt 26 Männer mit klinisch, arthrographisch und sonographisch gesichertem Befund einer Rotatorenmanschettenruptur. Die präoperativ durchgeführte Untersuchung diente der Drehmomentmessung und der Prüfung des Bewegungsumfangs jeweils des kranken und des gesunden Arms. Das Durchschnittsalter betrug 49,5 Jahre (Bereich 21–74 Jahre). Intraoperativ konnte die klinische Diagnose gesichert werden. Insgesamt fanden sich 25 Rupturen der Supraspinatussehne, 4mal war die lange Bizepssehne, 9mal die Subskapularissehne (4 Teilrupturen, 5 komplette Rupturen) und 13mal die Infraspinatussehne (8 Teilrupturen, 5 komplette Rupturen) mitbeteiligt. In einem Fall handelte es sich um den seltenen Fall einer isolierten Ruptur der Subskapularissehne.

Die Cybex-Testung erfolgte entsprechend den Richtlinien der Kollektive I und II.

2 Elektromyographische Funktionsanalyse

2.1 M. supraspinatus

In der Ruhestellung, bei hängendem Arm, kommt es nur dann zu einer elektrischen Reizung des M. supraspinatus, wenn der Arm eine Gewichtsbelastung erfährt.

Während der Startphase ist der M. supraspinatus nicht der alleinige Initiator der Armabduktionsbewegung. Zwar entwickelte der M. supraspinatus sofort hohe elektromyographische Aktivität, diese wird aber im Sinne einer zum M. deltoideus synergistischen Abduktion eingesetzt. Ein synchroner Erregungsbeginn beider Muskeln in der Initialphase der Abduktion belegt die synergistische Wirkung beider Muskeln während Abduktion.

Der Wirkungsmechanismus des M. supraspinatus nach Durchlaufen der Startphase ist während der weiteren Abduktion durch den skapulohumeralen Rhythmus bestimmt. Die im Verhältnis zur Armabduktion konstante Mitbewegung der Skapula gewährleistet bis 120° Elevation eine gleichmäßige Vorspannung des M. supraspinatus ohne Verkürzung seines Kraftvektors bei konstantem Momentarm, so daß bis zu diesem Winkelpunkt die EMG-Kurve ein 80%iges Aktivitätsniveau beibehält.

Während Abduktion und Elevation entfallen 94% seiner Muskelwirkung auf die Kompression des Humeruskopfes in die Pfanne [61]. Damit wirkt der M. supraspinatus wie eine Achse für den um sie drehenden Humeruskopf, die damit, wenn der M. deltoideus den Hebelarm abduziert, einen konstanten Drehpunkt gewährleistet. Der M. supraspinatus stellt somit eine nach kranial gerichtete muskulotendinöse Verlängerung der kleinen knöchernen Gelenkpfanne dar, welche zusammen mit den anderen Muskeln der Rotatorenmanschette in etwa eine halbkugelige Gelenkpfanne ausformt.

Bei niedrigerem Aktivitätsniveau und frühzeitigem Erreichen des Aktivitätsmaximums (60°) ist die Wirkung des M. supraspinatus bei Flexion vergleichbar der bei Abduktion. Bei Erzielung hoher Kompressionskräfte trägt der Muskel nur wenig zur Anteversion des Arms bei, da die dorsalen Sehnenanteile bei Flexion über 90° unterhalb des Rotationszentrums des Humeruskopfes zu liegen kommen und damit keinen positiven Momentarm mehr aufbieten können.

Bei der Kreiselung des Arms um seine Längsachse entwickelt der M. supraspinatus in Neutralstellung hohe Kompressionskräfte zur Zentrierung des Kopfes. Während Außenrotation kommt es zu einem kleinen, aber definierten Kraftvektor in Richtung Außenrotation, bei Innenrotation ist der Muskel elektromyographisch still.

Die bei Flexion geringe und bei Innenrotation völlig fehlende Aktivität des M. supraspinatus führt zu einem Kraftdefizit, d. h. zu einem Ungleichgewicht gegenüber den in dieser Bewegungsrichtung hohen Scherkräften. Dabei kommt es klinisch bei Flexion und Innenrotation des Arms zu einem verstärkten Höhertreten des Kopfes gegen die kraniale Begrenzung des Fornix humeri. Dies erklärt das Impingementphänomen, die mechanische Friktionsbeanspruchung der Supraspinatussehne und der darunterliegenden langen Bizepssehne durch das Lig. coracoacromiale und die Unterkante des Akromions.

Ein qualitatives Maß für die Kraftentfaltung des M. supraspinatus stellt die aus der Addition der Einzelaktivitäten gewonnene Gesamtaktivität in den 3 Untersuchungsebenen dar: Die meiste Kraft entwickelt der M. supraspinatus während Abduktion, während Anteversion liegt sein Aktivitätsniveau um 42% darunter, am schwächsten ist er bei der Außenrotation.

2.2 M. infraspinatus

Der M. infraspinatus erfüllt v. a. gelenksichernde Aufgaben. Während der Abduktion entwickelt der M. infraspinatus sein Aktivitätsmaximum, wenn die am Glenohumeralgelenk angreifenden Scherkräfte am größten sind. Er kompensiert die durch den M. deltoideus während Abduktion entstehenden Scherkräfte durch Kompression des Kopfes in die Pfanne. Die Kompressionskräfte des M. infraspinatus korrelieren hochsignifikant mit den auftretenden Scherkräften während der Abduktionsbewegung.

Auch bei der Anteversionsbewegung des Arms entwickelt der M. infraspinatus vornehmlich Kompressionskräfte. Allenfalls bei 120° Anteversion kann, ebenso wie bei der Elevation, ein geringer Momentarm auftreten, der zu einer aktiven Aufwärtsbewegung beiträgt.

Während Außenrotation erfüllt der M. infraspinatus 3 Aufgaben, Startfunktion der Außenkreiselung, Retroversion des 90° abduzierten Arms und gelenksichernde Wirkung zum Schutz vor ventraler Subluxation.

2.3 M. subscapularis

Vergleichbar dem M. infraspinatus erfüllt der M. subscapularis eine gelenksichernde Wirkung während der Abduktion und Anteversion. Die Richtung seines Kraftvektors steht senkrecht zur Pfanne. Daraus resultiert eine kompressorische Wirkung auf das Glenohumeralgelenk. Unter isokinetischen Bedingungen korreliert während der Abduktion das Aktivitätsverhalten des M. subscapularis signifikant mit der Größe der Scherkräfte. Ein mechanisch bei 120° Abduktion und 120° Anteversion zur Verfügung stehender geringer Momentarm hatte unter isokinetischen Bedingungen keinen Einfluß auf das Aktivitätsverhalten des M. subscapularis. Elektromyographisch konnte kein Nachweis einer aktiven Beteiligung bei Abduktion und Anteversion des Muskels erbracht werden. Dies steht im Gegensatz zu elektromyographischen Messungen bei statischen Bedingungen.

Bei Anteversion des Arms kann der M. subscapularis nur sehr geringe Kraft entfalten, da es zwangsläufig zu einer gleichzeitigen Innenrotation kommt. Hierdurch verkürzt sich die Vorspannung des Muskels.

Die Hauptwirkung des M. subscapularis ist die der Innenkreiselung des Arms. Dies läßt sich anhand einer breiten und hohen Aktivitätskurve bei elektromyographischer Messung belegen. Der M. subscapularis ist ein Antagonist zum M. infraspinatus, er dezeleriert dessen Wirkung. Diese Tatsache erfährt eine besondere Bedeutung bei der Stabilisierung des Gelenks zum Schutz vor Subluxation nach ventral.

Der M. subscapularis hat neben seiner wichtigsten Funktion, der Innenkreiselung des Arms, seine wesentliche Bedeutung darin, daß er das Glenohumeralgelenk bei Abduktion, Flexion und Rotation vor destabilisierenden Kräften schützt.

2.4 M. biceps brachii

Die Tatsache, daß der M. biceps brachii 2 Köpfe besitzt, 2 Gelenke überspannt und die lange Bizepssehne durch die Oberarmschaftdrehung in ihrem Verlauf aus der Skapularebene ausgelenkt wird, erschwert das Verständnis der Wirkungsweise dieses Muskels.

Während der Abduktion bis 90° besitzt die lange Bizepssehne eine gelenksichernde Wirkung. Bei Elevation über 90° weist der lange Bizepskopf einen positiven Momentarm auf. Das dadurch entstehende Drehmoment trägt aktiv bei der Elevation des Arms in der Frontalebene bei; hierzu ist keine Außenrotation des Arms notwendig.

Neben dem M. infraspinatus zeigt der M. biceps die größte Aktivität bei der Anteversion auf. Bei positivem Momentarm, und damit effektiver Beteiligung an der Anteversion, resultiert durch die Umlenkung der langen Bizepssehne aber gleichzeitig eine Gelenkresultante, welche zu einem kompressorischen Kraftschluß führt. Dies bedeutet, daß der M. biceps brachii sowohl aktiv an der Anteversion des Arms mitwirkt als auch den Gelenkschluß sichert.

Bei Außenrotation des Oberarms kommt es im Gegensatz zur Innenkreiselung zu einer, wenn auch geringen Aktivität des M. biceps. Dieses Aktivitätsmuster resultiert aus einer in Außenrotation größeren Vorspannung der langen Bizepssehne als bei Innenrotation. Die passive Vorspannung der langen Bizepssehne in Außenrotation erfüllt somit eine gelenksichernde Wirkung, beinhaltet aber keinesfalls einen aktiven Beitrag des M. biceps bei der Außenrotation.

3 Isokinetische Kraftmessung

Unter isokinetischen Kräften am Glenohumeralgelenk versteht man diejenigen, welche bei gleichförmiger Bewegung, d. h. konstanter Winkelgeschwindigkeit, auftreten und über einen Hebelarm ein Drehmoment erzeugen. Das am Dynamometer des isokinetischen Testsystems elektronisch registrierte Drehmoment ist abhängig von der am Hebelarm einwirkenden maximalen Kraft des untersuchten Gelenkabschnitts. Das isokinetische Testsystem verändert maschinell am Hebelarm den Widerstand, gegen welchen die Testperson mit größtmöglicher Kraft die Bewegung ausführt, so daß eine konstante Bewegungsgeschwindigkeit am Hebelarm der Prüfmaschine eingehalten wird. Der vom isokinetischen Testgerät produzierte Widerstand ist proportional zur eingesetzten Kraft am Hebelarm und kann somit zur Registrierung der Gesamtkraft aller am Glenohumeralgelenk einwirkenden Kräfte während eines Bewegungsablaufs verwendet werden.

Eine vergleichende Betrachtung von Drehmomentmessungen gesunder Kollektive und von Patienten mit operativ gesicherter Ruptur der Rotatorenmanschette und der langen Bizepssehne läßt eine quantitative Abschätzung des Kraftverlustes zu.

3.1 Kollektiv I

Zur Evaluation des in den einzelnen Bewegungsebenen erforderlichen Kraftbedarfs dient die Berechnung des maximalen Drehmoments. Für das maximale Drehmoment unter isokinetischen Bedingungen ergab sich folgende, nach Größen geordnete Reihenfolge:

- Extension
- Adduktion
- Abduktion
- Anteversion
- Außenrotation
- Innenrotation

Die Berechnung des maximalen Drehmoments liefert jedoch nur die Bestimmung einer Einzelgröße. Genaueren Aufschluß der Kraftentwicklung unter isokinetischen Bedingungen liefert die Berechnung der Gesamtsumme aller gemessenen Drehmomentwerte. Hieraus ergibt sich eine Änderung der nach Größe geordneten Reihenfolge:

- Extension
- Anteversion
- Abduktion
- Adduktion
- Innenrotation
- Außenrotation

Demnach ist der Kraftbedarf für die Anteversions- und Abduktionsbewegung deutlich höher und rangiert in der Reihenfolge an Position 2 und 3; d. h., daß für Abduktion und Anteversion mehr Kräfte als angenommen zur Verfügung stehen. Hierdurch verschiebt sich auch das Kraftverhältnis von Agonist zu Antagonist. Zwischen Abduktoren und Adduktoren sowie Innenkreisler und Außenkreisler herrscht Kräftegleichgewicht. Lediglich die Extensoren sind zu 20% kräftiger als die Flexoren.

Unter isokinetischen Bedingungen korrelieren die Drehmomentkurven mit den Stromkurven einzelner Muskeln, woraus sich für bestimmte Bewegungsebenen sog. „Steuermuskeln" herauskristallisieren. Unter „Steuermuskeln" verstehen wir diejenigen, welche für eine bestimmte Bewegungsebene und die dazugehörige Drehmomentkurve charakteristisch und repräsentativ waren. Dies bedeutet, daß die Kurvencharakteristik der Drehmomentwerte in den einzelnen Untersuchungsebenen von dem für die jeweilige Bewegung typischen Muskel („Steuermuskel") geprägt war. Man kann die Mm. supraspinatus und infraspinatus als die „Steuermuskeln" bei der Abduktion, den M. infraspinatus als „Steuermuskel" bei Anteversion und auch Außenrotation sowie den M. subscapularis als typischen „Steuermuskel" bei Innenkreiselung des Arms bezeichnen.

3.2 Kollektiv II

Neben der Erfassung von Normwerten eines schultergesunden männlichen Kollektivs diente die Drehmomentmessung und die Goniometrie der Abklärung des Einflusses der Händigkeit auf die Kraftentfaltung und den Bewegungsumfang.

Man kann feststellen, daß generell die Kraft des nicht dominanten Arms im Seitenvergleich geringer ist als die des dominanten. Der Bewegungsumfang unterscheidet sich dabei kaum im Seitenvergleich, lediglich bei der Außenrotation war er für den nicht dominanten Arm signifikant größer.

3.3 Kollektiv III

Mit dieser Untersuchung liegen erstmals Ergebnisse einer Drehmomentberechnung unter isokinetischen Bedingungen bei Patienten mit Rupturen der Rotatorenmanschette und der langen Bizepssehne vor. Der unter Standardbedingungen meßbare Kraftverlust dient als Ausgangsbasis für vergleichende Untersuchungen nach operativ erfolgter Naht des Rotatorenmanschettendefekts. Hierdurch gelingt es in Zukunft, den „Kraftzuwachs" und den Funktionsgewinn meßbar zu machen. Dies stellt eine wichtige Voraussetzung dar, verschiedene Operationstechniken zu evaluieren und den Wert der Operation hinsichtlich des Funktionsgewinns auch in Langzeituntersuchungen zu überprüfen.

In allen Bewegungsebenen des Schultergelenks waren Maximalkraft und Bewegungsumfang des betroffenen im Vergleich zum kontralateralen Arm signifikant gemindert. Die prozentuale Schwächung der Kraft war am größten bei Anteversion (62%), gefolgt von Außenrotation (60%), Abduktion (46%), Adduktion (41%), Innenrotation (40%) und Extension (35%). Im Kräfteverhältnis fand sich eine überproportionale Verschlechterung bei Anteversion und Außenrotation. Hinsichtlich der Kraftausdauer zeigten sich die größten Einbußen bei Abduktions- und Flexionsbewegungen.

Neben dem Kraftverlust führen die Defekte der Rotatorenmanschette zu einer Bewegungseinschränkung des Arms. Die größte Einschränkung des Bewegungsumfangs ergab sich für die Abduktionsbewegung (53%), gefolgt von Außenrotation (43%), Innenrotation (28%) und Anteversion (15%).

Im untersuchten Patientengut veränderte die Dauer der Erkrankung nicht die Ergebnisse der Drehmomentberechnungen, was man aufgrund der sich einstellenden Muskelatrophie nach Sehnenruptur hätte erwarten dürfen. Ebensowenig konnten die verschiedentlich postulierten Korrelationen zwischen Rupturgröße und Kraftverlust anhand der vorliegenden Ergebnisse bestätigt werden. Somit war es nicht möglich, eine Korrelation zwischen Defektausmaß und Minderung der Kraft zu berechnen.

Der Schulterschmerz beeinflußte erheblich die Drehmomentmessung. Die Schmerzhemmung führt über propriozeptive Rückkoppelungsmechanismen zur Reflexhemmung. Dies tritt schon vor dem subjektiven Schmerzerlebnis auf.

Mit Hilfe des isokinetischen Testgerätes, Cybex II, gelingt es, präoperative Werte für Drehmoment und Bewegungsumfang quantitativ standardisiert zu erstellen. Es ist nicht möglich eine defektspezifische Kurvencharakteristik zu gewinnen, welche in der Lage wäre, eine diagnostische Aussage sowie eine Prognose zu treffen.

4 Kräfte am Glenohumeralgelenk

Für eine mathematische Analyse der besonderen Situation am Schultergelenk soll hier die Berechnung der auftretenden Kräfte während Abduktion dienen. Die Kräfteparameter sind Schwerkraft des Arms, Zugkraft der Abduktoren, Zugkraft der Muskeln der Rotatorenmanschette und resultierende Gelenkkkompressionskraft. Die resultierende Kraft im Gelenk zwischen Humeruskopf und Pfanne setzt sich aus einer Scherkraftkomponente entlang der Pfannenebene und einer Kompressionskomponente senkrecht zu dieser zusammen. Die parallel zur glenoidalen Pfannenfläche gerichtete und destabilisierende Kraftkomponente des M. deltoideus wird durch die Zugkraft der Muskeln der Rotatorenmanschette kompensiert. Von entscheidendem Interesse ist der Kraftbetrag, welchen die einzelnen Schultermuskeln zu leisten vermögen. Unter isometrischen Bedingungen, bei unbelastetem auf 90° abduziertem Arm, würde bei isolierter Anspannung des M. deltoideus eine kalkulierte Kraft von 278–376 N erforderlich sein [65]. Die dem M. deltoideus unter isometrischen Bedingungen maximal zur Verfügung stehende Muskelkraft beträgt 1960 N [65]. Dies bedeutet, daß bei auf 90° abduziertem gestrecktem und unbelastetem Arm sowie unter der Voraussetzung, daß nur der M. deltoideus isoliert die Haltearbeit leistet, der M. deltoideus nur mit 1/6 seiner maximalen Kapazität arbeitet.

Wie verändert sich der Kraftbetrag für den M. deltoideus unter isokinetischen Bedingungen? Wie schon für den statischen Fall, verwenden wir simplifizierend als alleinige Abduktionskraft die Kraft des M. deltoideus. Würde also der M. deltoideus alleine die isokinetische Abduktionsbewegung durchführen, müßte er bei etwa 90° eine Kraft von 1455 N ausüben. Im Vergleich zur isometrischen Kraftberechnung ist für den isokinetischen Fall etwa eine 5fache Kraft nötig.

Nach den Berechnungen von Howell et al. [36] führt der M. deltoideus nicht alleine die Abduktionsbewegung durch, vielmehr beteiligt sich der M. supraspinatus dabei in einem Verhältnis von 1:1. Unter Verwendung dieses Quotienten ergibt sich somit in 2. Annäherung eine isokinetische Belastung für die Mm. deltoideus und supraspinatus von jeweils 820 N bei etwa 90° Abduktion.

Nicht nur die Mm. deltoideus und supraspinatus, sondern auch der lange Kopf des M. biceps brachii unterstützt die Abduktionsbewegung des Arms. Nach klinischer Einschätzung liegt dabei der Beitrag des M. biceps brachii bei 20%. Aufgrund unserer Ergebnisse ergibt sich eine Arbeitsverteilung von 50% auf den M. deltoideus, 35% auf den M. supraspinatus und 15% auf den langen Kopf des M. biceps brachii.

Nach einer von Poppen und Walker festgestellten Gesetzmäßigkeit [63] ist es möglich, unter Zuhilfenahme des Integrals der elektrischen Muskelaktivität und eines Quotienten aus Muskelvolumen und Muskelfaserlänge die relative Kraft eines Muskels zu berechnen. Diese Berechnung gestattet, eine Abschätzung des aktiven Kraftbeitrags eines Muskels bei einer bestimmten Bewegung.

Für die Abduktion kann annäherungsweise festgestellt werden, daß die Mm. supraspinatus, infraspinatus und subscapularis etwa gleich große Kräfte entwickeln. Der lange Kopf des M. biceps brachii entwickelt unter isokinetischen Bedingungen die Hälfte der Kraft der einzelnen Muskeln der Rotatorenmanschette.

Während Anteversion setzte der M. infraspinatus die größte relative Kraft frei; sie lag mehr als 100% über der Kraft, die der M. supraspinatus erreicht hatte. Die Arbeitsleistung des langen Bizepskopfs beträgt 25% derjenigen des M. infraspinatus.

Bei Außenrotation bestätigte der M. infraspinatus seine Bedeutung als kräftigster Außenrotator, seine relative Muskelkraft lag 60% über der des M. supraspinatus. Die Kraft des langen Bizepskopfes entsprach 12% derjenigen des M. infraspinatus.

5 Folgerungen

Den Muskeln der Rotatorenmanschette und dem langen Kopf des M. biceps brachii kommen eine besondere Stellung am Schultergelenk zu. Sie sind die zentralen „Steuermuskeln" und entscheidend bei der Feinabstimmung des glenohumeralen Rhythmus der Armbewegung. Der durch Sehnenruptur bedingte Ausfall einzelner Muskeln bedeutet nicht nur einen aktiven Kraftverlust, sondern eine Destabilisierung im Glenohumeralgelenk durch Veränderung der sich kompensierenden Kräfte. Die Muskeln der Rotatorenmanschette antagonisieren nicht allein die Scherkraftwirkung des M. deltoideus, sondern sie stehen auch in gegenseitiger Wechselwirkung. Die komplette Ruptur der Supraspinatussehne allein, d. h. ohne Berücksichtigung der Wirkung des M. deltoideus, führt zu einer destabilisierenden Wirkung auf den Humeruskopf. Je größer der kranial liegende Defekt, desto geringer der noch resultierende Kraftvektor. Daraus ergibt sich zwingend, daß die Rotatorenmanschette als muskulotendinöse Gelenkpfanne wirkt und die fehlende knöcherne Abstützung bei kleiner Pfanne kompensiert (Abb. 44 und 45).

Bei zweifellos aktiver Mitwirkung der Muskeln der Rotatorenmanschette und des M. biceps brachii bei den aktiven Armbewegungen beruht die wesentliche Aufgabe der Rotatorenmanschette einschließlich der langen Bizepssehne auf der kraftschlüssigen Gelenksicherung, was wiederum erst die Voraussetzung für den großen Bewegungsspielraum des Schultergelenks darstellt.

Diese gelenkmechanischen Untersuchungen und Überlegungen ergeben Hinweise auf die klinischen Veränderungen im Bereich der Rotatorenmanschette und der Bizepssehne.

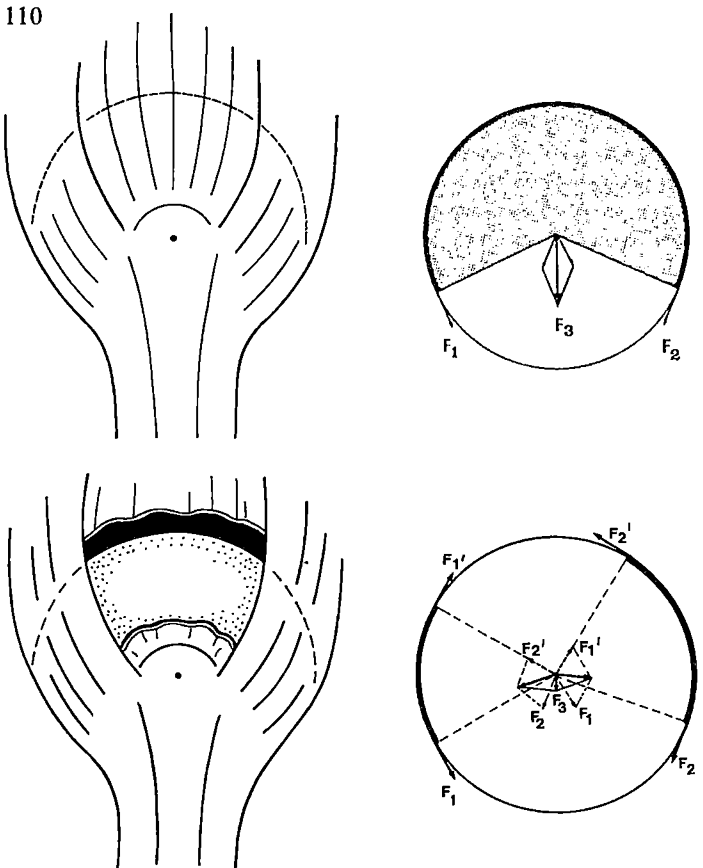

Abb. 44. Vergleichende vektorielle Darstellung der Kräfte der Rotatorenmanschette ohne (*oben*) und mit (*unten*) Ruptur der Supraspinatussehne. Die am Rotationszentrum einwirkenden Einzelvektoren (F_1 und F_2) bilden die resultierende Kraft F_3. Im Falle einer Supraspinatussehnenruptur kommt es zu einer Verkleinerung des Gesamtkraftvektors (F_3)

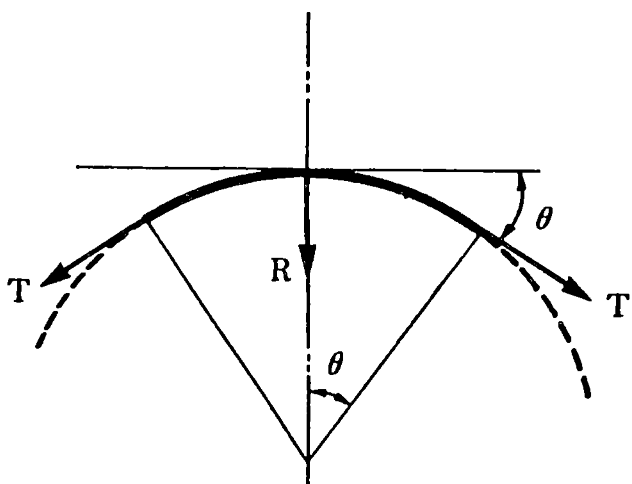

Abb. 45. Darstellung der vektoriellen Wirkungsweise der Rotatorenmanschette – RM – (T Zug der RM, R resultierende Kraft, θ halbierende des Kontaktwinkels der RM). (Nach [34])

Hat man bisher die Abduktionsbewegung als pathomechanisch ungünstige und degenerative Veränderungen begünstigende Bewegungsebene angesehen, zeigt sich, daß besonders die Anteversion destabilisierende Kräfte, insbesonders des M. deltoideus fördert. Besonders bei Anteversion und verschlimmernd in Innenrotation ist den Muskeln der Rotatorenmanschette einschließlich der langen Bizepssehne die Möglichkeit genommen, die nach oben gerichteten Scherkräfte zu kompensieren. Dieses Ungleichgewicht zwischen destabilisierenden und stabilisierenden Kräften führt zu einer erhöhten Beanspruchung der Sehnen, woraus sich degenerative Folgeerscheinungen ergeben müssen. Hinzukommt, daß in Anteversion und Innenrotation eine erhöhte Friktionsbeanspruchung im subakromialen Engpaß entsteht, was die Pathogenese des Impingementsyndroms erklärbar macht.

Es ergeben sich somit therapeutische Richtlinien für den klinischen Alltag: Rupturen der Rotatorenmanschette müssen operativ vollkommen rekonstruiert werden, um eine kontinuierliche Destabilisierung mit konsekutiver Fehlstellung der Gelenkpartner zu verhindern.

Der lange Kopf des M. biceps brachii ist in seiner funktionellen Bedeutung zur Einheit der Rotatorenmanschette zu zählen. Entsprechend der Funktion der Rotatorenmanschette ist seine Wirkung die der Gelenksicherung. Er liefert aber auch einen aktiven Beitrag bei Abduktion und Anteversion des Arms.

Isolierte Rupturen der langen Bizepssehne bedeuten einen Kraft- und Stabilitätsverlust. Nur eine funktionsgerechte Chirurgie kann eine weitere pathomechanisch ungünstige Beeinflussung auf die Gelenkfunktion verhindern. Gefordert wird eine Refixation der langen Bizepssehne im Sulcus intertubercularis. Die weitverbreitete Refixation des langen Bizepskopfes auf den kurzen führt zu einer Verstärkung der Scherkraftkomponente. Die Folge ist eine weiter erhöhte Kraft- und Friktionsbeanspruchung der noch intakten Sehnen der Rotatorenmanschette.

Für die konservative Behandlung bei Impingementbeschwerden und veralteten Rotatorenmanschettenrupturen ergeben sich neue Aspekte. Es gilt, die pathomechanisch ungünstige Scherkraftkomponente zu verkleinern. Dazu müssen besonders die Muskeln, welche die Anteversion und Innenrotation stabilisieren, gekräftigt werden. Für die krankengymnastische Behandlung bedeutet dies, daß besonders ein Kraftzuwachs in Innenrotation und Anteversion erzielt werden muß. Im Sinne eines Ausgleichs der Antagonisten sollte jedoch gleichzeitig die Außenrotation, aber auch die Retroversion geübt werden.

Als Folge für den Arbeitsbereich ergibt sich, daß nicht nur Arbeiten mit Überkopfhalten der Arme, sondern auch mit langdauernder Armhaltung in Flexion und Innenrotation verhindert werden sollten. Durch einfaches Absenken der Oberarme und Abwinkelung der Unterarme lassen sich Impingementbeschwerden, z. B. bei Arbeiten am Computer oder an der Schreibmaschine, ohne weiteres verhindern. Eine richtige ergonomische Haltung am Arbeitsplatz erspart den Gang zum Arzt!

Nachwort

Für die wissenschaftliche Unterstützung dieser Arbeit danke ich Dr. C. L. Egger, M. Knappe, P. Warkalla und ganz besonders meinem Freund Dr. E. Wiedemann.

Literatur

1. Basmajian JV (1980) Electromyography-dynamic gross anatomy: A review. Am J Anat 159: 245–260
2. Basmajian JV (1984) Therapeutic exercise, 4th edn. Williams & Wilkins, Baltimore, p 88
3. Basmajian JV, Bazant FJ (1959) Factors preventing downward dislocation of the adducted shoulder joint. J Bone Joint Surg [Am] 41: 1182–1186
4. Basmajian JV, De Luca CJ (1985) Muscles alive. Their functions revealed by electromyography, 5th edn. Williams & Wilkins, Baltimore London Sidney
5. Basmajian JV, Latif A (1957) Integrated actions and functions of the chief flexors of the elbow. A detailed electromyographic analysis. J Bone Joint Surg [Am] 39: 1106–1118
6. Basmajian JV, Stecko GA (1962) A new bipolar indwelling electrode for electromyography. J Appl Physiol 17: 849
7. Bateman JE (1963) The diagnosis and treatment of tears of the rotator cuff. Surg Clin North Am 43: 1523–1534
8. Bigland B, Lippold OCJ (1954) The relation between force, velocity and integrated electrical activity in human muscles. J Physiol 123: 214–224
9. Blakely RL, Palmer ML (1984) Analysis of rotation accompanying shoulder flexion. Phys Ther 64: 1214–1216
10. Bodem F, Brussatis F (1985) Die Mechanik als physikalische Grundlagendisziplin der Orthopädie und Traumatologie. Z Orthop 123: 258–364
11. Bodem F, Michiels I, Brussatis F (1988) Statische Belastungen des Glenohumeralgelenkes. Hefte Unfallheilkd 195: 12–20
12. Braune W, Fischer O (1890) Über den Schwerpunkt des menschlichen Körpers mit Rücksicht auf die Ausrüstung des deutschen Infanteristen. Abhandlungen d. mathematisch-physischen Classe d. Kgl. Sächs. Gesellschaft d. Wissenschaft 5: 561–572
13. Bumke O, Foerster O (1929) Handbuch der Neurologie, Ergänzungsbd, 2. Teil. Springer, Berlin, S 1094
14. Cain PR, Mutschler TA, Freddie H, Lee SK (1987) Anterior stability of the glenohumeral joint. A dynamic model. Am J Sports Med 15: 144–147
15. Clarke GR (1975) Preliminary studies in measuring range of motion in normal and painful stiff shoulders. Rheum Rehabil 14: 39–46
16. Codman EA (1934) The shoulder. Todd, Boston
17. Colachis SC, Strohm BR, Brechner VL (1969) Effects of axillary nerve block and muscle force in the upper extremity. Arch Phys Med Rehabil 50: 647–654
18. Constant CR, Murley AH (1987) A clinical method of functional assessment of the shoulder. Clin Orth Relat Res 214: 160–164
19. Curtin N, Gilbert C, Kretzschmar K, Wilkie D (1974) The effect of the performance of work on total energy output and metabolism during muscular contraction. J Physiol 238: 455–472
20. De Brunner HU (1966) Meßmethoden in der Orthopädie unter Berücksichtigung der internationalen Vorschläge. Verh Dtsch Orthop Ges 54: 341–350
21. Deluca CJ, Forrest WJ (1973) Force analysis of individual muscles acting simultaneously on the shoulder joint during isometric abduction. J Biomech 6: 385–393
22. DePalma AF (1983) Surgery of the shoulder, 3rd edn. Lippincott, Philadelphia
23. Drillis R, Contini R, Bluestein M (1964) Body segment parameters. A study of measurement techniques. Artif Limbs 8: 329–337
24. Dvir Z, Berme N (1978) The shoulder complex in elevation of the arm: A mechanism approach. J Biomech 11: 219–225
25. Eggli D (1986) Maßstab für Kräfte. In: Ow D von, Hüni G (Hrsg) Muskuläre Rehabilitation. Perimed, Erlangen
26. Ellmann H (1986) Repair of the rotator cuff. J Bone Joint Surg [Am] 68: 1136–1144

27. Fick R (1911) Spezielle Gelenke und Muskelmechanik. In: van Bardenleben K, Handbuch der Anatomie des Menschen, Bd II, Abt 1.1. Fischer, Jena
28. Freedman L, Munro RR (1966) Abduction of the arm in the scapular plane: Scapular and glenohumeral movements. J Bone Joint Surg [Am] 48: 1503–1510
29. Freeman M, Wyke B (1966) Articular contribution to limb muscle reflexes. Br J Surg 53: 61–69
30. Frick H, Leonhardt H, Starck D (1987) Allgemeine Anatomie, Spezielle Anatomie I, 3. Aufl, Bd. I: Extremitäten, Rumpfwand, Kopf, Hals. Thieme, Stuttgart New York
31. Glousman R, Jobe F, Tibone J, Moynes D, Antonelli D, Perry J (1988) Dynamic electromyographic analysis of the throwing shoulder with glenohumeral instability. J Bone Joint Surg [Am] 70: 220–226
32. Habermeyer P, Kaiser E, Knappe M, Kreusser T, Wiedemann E (1987) Zur funktionellen Anatomie und Biomechanik der langen Bizepssehne. Unfallchirurg 90: 319–329
33. Hawkins RJ, Misamore GW, Hobeika PE (1985) Surgery for full-thickness rotator cuff tears. J Bone Joint Surg [Am] 67: 1349–1355
34. Himeno S, Tsumura H (1984) The role of the rotator cuff as a stabilizing mechanism of the shoulder. In: Bateman JE, Welsh RP (eds) Surgery of the shoulder. Mosby, St. Louis Toronto London
35. Hinton RY (1988) Isokinetic evaluation of shoulder rotational strength in high school baseball pitchers. Am J Sports Med 16: 274–279
36. Howell SM, Im Obersteg M, Seger DH, Marone PJ (1986) Clarification of the role of the supraspinatus muscle in the shoulder function. J Bone Joint Surg [Am] 68: 398–404
37. Huxley A (1974) Muscular contraction. J Physiol 234: 143
38. Ikai M, Fukunaga T (1968) Calculation of muscle strength per unit cross-sectional area of human muscle by means of ultrasonic measurement. Int Z Angew Physiol 26: 26–32
39. Ikai M, Yabe K, Ischij K (1967) Muskelkraft und muskuläre Ermüdung bei willkürlicher Anspannung und elektrischer Reizung des Muskels. Sportarzt Sportmed 17: 197–204
40. Inman VT, Saunders M, Abbot LC (1944) Observations on the function of the shoulder joint. J Bone Joint Surg 26: 130
41. Ivey FM, Calhoun JH (1985) Isokinetic testing of shoulder strength: Normal values. Arch Phys Med Rehabil 66: 384–386
42. Jobe FW, Jobe CM (1983) Painful athletic injuries of the shoulder. Clin Orthop Relat Res 173: 117–124
43. Jobe FW, Tibone JE, Perry J, Moynes D (1983) An EMG analysis of the shoulder in throwing and pitching. A preliminary report. Am J Sports Med 11: 3–9
44. Jobe FW, Moynes DM, Tibone JE, Perry J (1984) An EMG analysis of the shoulder in pitching. A second report. Am J Sports Med 12: 218–224
45. Johnston TB (1937) The movements of the shoulder joint. A plea for the use for the "plane of the scapula" as the plane of reference for movements occuring at the humero-scapular joint. Br J Surg 25: 252–260
46. Jones DW (1970) The role of the shoulder muscles in the control of humeral position (an electromyographic study). Masters Thesis, Case Western Reserve University, pp 11–156
47. Kapandji IA (1984) Funktionelle Anatomie der Gelenke. In: Otte P, Schlegel KF, (Hrsg) Bücherei des Orthopäden, Bd 40/I. Enke, Stuttgart, S 20
48. Kronberg M, Broström LA, Nemeth G (1987) EMG-Studies of shoulder muscles in subjects with stable or unstable humeroscapular joint. In: Takagishi N (ed). The shoulder. Proceedings Third Int Conf Surg Shoulder. Professional Postgraduate Service, Tokyo, pp 55–59
49. Lanz T von, Wachsmuth W (1959) Praktische Anatomie, 2. Aufl. Bd 1, Teil 3: Arm. Springer, Berlin Göttingen Heidelberg
50. Laumann U (1988) Elektromyographische und stereophotogrammetrische Untersuchungen zur Funktion des Schulter-Arm-Komplexes. In: Habermeyer P, Krueger P, Schweiberer L (Hrsg) Verletzungen des Schultergelenkes. Springer, Berlin Heidelberg New York Tokyo (Hefte zur Unfallheilkunde, Heft 195, S 27–35)
51. Lippold OCJ (1952) The relationship between integrated action potentials in a human muscle and its isometric tension. J Physiol 117: 492–499
52. Lucas DB (1973) Biomechanics of the shoulder joint. Arch Surg 107: 425–432
53. MacArdle WD, Katch FI, Katch VL (1981) Exercise physiology. Energy, nutrition and human performance. Lea & Febiger, Philadelphia

54. MacConnaill MA, Basmajian JV (1977) Muscles and movements: A basis for human kinesiology. Krieger, Huntington New York
55. Morris CB (1948) The measurement of the strength of muscle relative to the cross section. Res Q Am Assoc Health Phys 19: 295–303
56. Neer CS (1983) Impingement lesions. Clin Orthop Relat Res 173: 70–77
57. Nuber GW, Bowan JD, Perry J (1986) EMG analysis of classical shoulder motion. Trans Orthop Res Soc 11: 44–52
58. Ovesen J, Nielsen S (1985) Stability of the shoulder joint. Acta Orthop Scand 56: 149–151
59. Ovesen J, Nielsen S (1985) Experimental distal subluxation in the glenohumeral joint. Arch Orthop Trauma Surg 104: 78–81
60. Pauwels F (1965) Gesammelte Abhandlungen zur Biomechanik des Stütz- und Bewegungsapparates. Springer, Berlin Heidelberg New York
61. Perry J (1988) Biomechanics of the shoulder. In: Rowe CR (ed) The shoulder. Churchill Livingstone, New York Edinburgh London Melbourne, pp 1–15
62. Poppen KN, Walker PS (1976) Normal and abnormal motion of the shoulder. J Bone Joint Surg [Am] 58: 195–201
63. Poppen NK, Walker PS (1978) Forces at the glenohumeral joint in abduction. Clin Orthop Relat Res 135: 165–170
64. Rauber A, Kopsch (1987) Anatomie des Menschen, Bd I. In: Tillmann B, Töndury G (Hrsg) Bewegungsapparat. Thieme, Stuttgart New York
65. Ringelberg JA (1985) EMG and force production of some human shoulder muscles during isometric abduction. J Biomech 18: 939–947
66. Saha AK (1950) Mechanism of shoulder movements and a plea for the recognition of "zero position" of glenohumeral joint. Indian J Surg 12: 153–165
67. Saha AK (1958) "Zero position" of the glenohumeral joint. Its recognition and clinical importance. Ann Roy Coll Surg Engl 22: 223–229
68. Saha AK (1973) Mechanics of elevation of glenohumeral joint. Acta Orthop Scand 44: 668–678
69. Saha AK (1981) Recurrent dislocation of the shoulder. Physiopathology and operative corrections, 2nd edn. Thieme, Stratton, pp 1–89
70. Saha AK, Chakravarty BG (1956) Studies on elektromyographic changes of muscles acting on the shoulder joint complex. Calcutta Med J 53: 409–413
71. Schmidtbleicher D (1986) Motorische Beanspruchungsform, Kraft-Definition und Trainierbarkeit. In: Ow D von, Hüni G (Hrsg) Muskuläre Rehabilitation. Perimed, Erlangen
72. Sigholm G, Herberts P, Almström C, Kadefors R (1984) Electromyographic analysis of shoulder muscle load. J Orthop Res 1: 379–386
73. Singh M, Kaprovich PV (1966) Isotonic and isometric forces for forearm flexors and extensors. J Appl Physiol 21: 1435–1437
74. Steindler A (1966) Kinesiology of the human body. Thomas, Springfield/Ill
75. Sugahara R (1974) Electromyographic study of shoulder movements. Jpn J Rehabil Med 11: 41–49
76. Sullivan PE, Portney LG (1980) Electromyographic activity of shoulder muscles during unilateral upper extremity proprioceptive neuromuscular facilitation patterns. Phys Ther 60: 283–288
77. Tillmann B, Tichy P (1986) Funktionelle Anatomie der Schulter. Unfallchirurg 89: 389–397
78. Turkel SJ, Panio IMW, Marshall JL, Girgis FG (1981) Stabilizing mechanics preventing anterior dislocation of the glenohumeral joint. J Bone Joint Surg [Am] 63: 1208–1217
79. Walker SW, Couch WH, Boester GA, Sprowel DW (1987) Isokinetic strength of the shoulder after repair of a torn rotator cuff. J Bone Joint Surg [Am] 69: 1041–1044
80. Wiktorin CVH, Nordin M (1986) Introduction to problem solving in biomechanics. Lea & Febiger, Philadelphia

Die vordere Instabilität des Schultergelenks

H. Resch

I Allgemeines

Einleitung

Das Schultergelenk ist das beweglichste Gelenk des menschlichen Körpers. Diese Beweglichkeit wird durch einen besonderen anatomischen Aufbau gewährleistet, der sich wesentlich von jenem anderer Gelenke des menschlichen Körpers unterscheidet. Mit dieser anatomischen Bauweise in Zusammenhang steht die Verletzungsanfälligkeit des Schultergelenks, wobei die Luxation des Schultergelenks mit einem Anteil von 1,7% an der Gesamtbevölkerung [35] und einem Anteil von etwa 50% aller Luxationen des menschlichen Körpers im Vordergrund steht [38, 43]. In etwa 95% der Fälle handelt es sich um eine vordere bzw. vordere untere Luxation, in etwa 2% um eine hintere Luxation, der Rest wird von sehr seltenen Luxationsformen anderer Richtungen eingenommen [38]. Zur Behandlung der rezidivierenden oder habituellen Schulterluxation wurden in der Literatur mehr als 150 Operationsmethoden beschrieben [9, 79]. Die Vielzahl der angeführten Operationsmethoden weist auf die ständige Suche nach einer Therapie der Wahl hin. Daß sie trotz der großen Zahl der angegebenen Verfahren nicht gefunden werden konnte, zeigt, daß Ätiologie und Pathogenese der vorderen Schulterinstabilität von Fall zu Fall sehr unterschiedlich sein können [7, 8, 11, 25, 28, 30, 55, 72, 74, 75, 79, 92].

1.1 Deskriptive und funktionelle Anatomie

Die Schulter stellt mit ihren gelenkigen Verbindungen das Bindeglied zwischen Thorax und Arm dar. Die Knochen des Schultergürtels, Schlüsselbein und Schulterblatt, stehen über die muskuläre Artikulation des Schulterblattes und den gelenkigen Verbindungen des Schlüsselbeins mit dem Thorax in Verbindung. Die Fixation des Schultergürtels erfolgt durch die dorsalen und ventralen Rumpf-Gliedmaßen-Muskel sowie einigen kraniofugalen Muskeln. Vom Schultergürtel zum Humerus ziehen die skapulohumeralen Muskel, welche den Humeruskopf sehnenkappenartig umfassen [68]. Besser bekannt sind sie als Rotatorenmanschettenmuskel, wobei der Ausdruck „Manschette" aufgrund der nicht vollständigen Umfassung des Humeruskopfes nicht ganz korrekt ist [68]. Zusätzlich ziehen noch der M. deltoideus, der M. teres major sowie der M. latissimus dorsi vom Schultergürtel bzw. Rumpf zum Humerus. Im Glenohumeralgelenk artikuliert der Humeruskopf mit der kleinen birnenförmigen Cavitas glenoidalis, wobei die Gelenkfläche des Kopfes etwa um das 2,5fache größer ist, als jene der Pfanne [33, 54]. Der Knorpelüberzug der Pfanne ist nach Olsson zentral etwas dünner ausgebildet als randständig, wobei am Kopf die umgekehrte Situation vorliegt [57]. Randständig geht der hyaline Knorpel über eine schmale Faserknorpelzone in eine faserreiche Bindegewebestruktur über, welche im Querschnitt Dreiecksform besitzt und entsprechend seiner Form die Pfanne zusätzlich eintieft [33, 52, 85]. Dieser als Labrum glenoidale bezeichneten Struktur wird von vielen Autoren große gelenkstabilisierende Bedeutung zugeschrieben [2, 21, 22, 52].

Das Labrum glenoidale steht mit dem knöchernen Pfannenrand sowie mit dem Periost des Skapulahalses in Verbindung [52]. Seine Faserzüge gehen direkt in die Gelenkkapsel über und bilden mit ihr eine anatomische und funktionelle Einheit [21, 22, 52, 87]. Verstärkt wird die Gelenkkapsel vorne durch 3 bandartige Strukturen, deren Faserverlauf bei adduziertem Oberarm schräg von oben medial nach unten lateral gerichtet ist. Sie werden als Ligg. glenohumeralia superius, medium und inferius bezeichnet. Diese Verstärkungsbänder werden von verschiedenen Autoren als die eigentlichen vorderen Stabilisatoren des Schultergelenks angesehen [45, 50, 58, 87, 89]. Zwischen diesen Bändern bestehen synoviale rezessusartige Ausstülpungen, die großen Variationen unterliegen können [12, 21, 81, 87]. Fast immer ausgebildet ist der Recessus subscapularis (Bursa subscapularis), welcher sich zwischen den Ligg. glenohumerale superius und medium unterhalb des Processus coracoideus nach medial erstreckt. Proximal davon zieht das Lig. coracohumerale von der Basis des Processus coracoideus als kräftiges Band zum Humeruskopf, wo es das Dach des Sulcus bicipitalis bildet, und dem eine Aufhängefunktion des Humeruskopfes an der Skapula zukommt [54].

Das ungleiche Größenverhältnis von Kopf und Pfanne erfordert ein ständiges Einstellen der Skapula auf die Bewegungen des Humerus. Die Bewegungen der Skapula bestehen aus Parallelverschiebungen in kraniokaudaler und ventrolateral-dorsomedialer Richtung. Des weiteren führt die Skapula eine Pendelbewegung mit Schwenkung des unteren Schulterblattwinkels durch [54]. Diese Bewegungen werden im wesentlichen durch 4 Muskelschlingen (Trapezius-Levator-Schlinge, Trapezius-Pektoralis-Schlinge, Trapezius-Serratus-Schlinge und Serratus-Rhomboideus-Schlinge) bewirkt [54].

Alle Bewegungen im Schultergelenk sind von Anfang an von einer Mitbewegung der Skapula gekennzeichnet, immer im Bestreben die kleine Gelenkfläche in eine günstige kopfabstützende Position zu bringen [49, 54]. Eine volle Abduktionsbewegung des Arms in der Skapularebene erfolgt bis 150° zu 1/3 durch Mitbewegung der Skapula und zu 2/3 im Glenohumeralgelenk. Der letzte Bereich bis 180° kann nur durch Krümmung der Wirbelsäule erreicht werden [27, 37, 41, 49, 54, 63, 90]. Da die Gelenkkapsel etwa doppelt so groß wie der Humeruskopf ist, hat sie nur eine bewegungslimitierende, nicht aber eine gelenkfixierende Funktion (21, 45). Diese wird durch den Tonus der am Humeruskopf und an der Gelenkkapsel ansetzenden Muskel bewirkt. Im besonderen sind das die Muskel der Rotatorenmanschette (Sehnenkappe). Diese Muskel werden wegen ihrer gelenkstabilisierenden Wirkung auch als Steuermuskel bezeichnet [67, 77, 78, 79]. Gemeint sind v. a. der M. subscapularis und der M. infraspinatus, welche als horizontale Steuermuskel für die dynamische Stabilität in ventraler und dorsaler Richtung hauptverantwortlich sein dürften [1, 20, 21, 22, 39, 46, 47, 63, 69, 77, 79, 86]. Der M. supraspinatus nimmt seine Aufgabe v. a. bei der Stabilisierung und Führung des Humeruskopfes unter das Schulterdach während der Abduktion des Arms wahr. Unterstützt wird er in dieser Funktion durch den Depressoreffekt der langen Bizepssehne [29]. Eine isolierte Betrachtung einzelner Muskel für die Funktion des Schultergelenks ist aber nur mit Vorbehalt möglich, da die große Beweglichkeit im Glenohumeralgelenk nur durch eine fein abgestimmte Balance aller Muskel des Schultergürtels gewährleistet wird.

1.2 Allgemeine klinische Bemerkungen zur unidirektionalen vorderen Schulterluxation

Grundsätzlich kann zwischen der rezidivierenden (traumatischen) und der habituellen (atraumatischen) Schulterluxation unterschieden werden [21, 79, 87]. Bei der rezidivierenden Schulterluxation ist der Erstluxation eine äußere Gewalteinwirkung vorausgegangen. Die Luxation entsteht direkt durch Sturz auf die Schulter oder fortgeleitet durch Sturz auf den Ellbogen oder abgespreizten, gestreckten Arm. Beim Hinausgleiten des Kopfes aus der Pfanne kommt es neben der immer vorhandenen Überdehnung des Kapsel-Muskel-Mantels [21, 39, 52, 92] zum Auftreten sog. „sekundärer Läsionen" an Kopf und Pfanne. Es sind dies einerseits die sog. Bankart-Läsion [3, 4, 13, 14, 62], welche am vorderen unteren Pfannenpol gelegen ist und die Zerstörung von Pfannenrandstrukturen im Bereich des Luxationsweges bezeichnet. Diese kann je nach Intensität der aufgetretenen Druck- und Scherkräfte von einer einfachen Ablösung der Gelenkkapsel vom Pfannenrand bis zur schweren Zerstörung des knorpeligen und knöchernen Pfannenrandes alle Übergänge aufweisen [13, 14, 21, 36, 45, 52, 60, 62, 74, 75, 87]. Die Angaben über die Häufigkeit des Vorhandenseins dieser Pfannenrandläsion schwankt in der Literatur zwischen 60 und 100% [22, 24, 74, 90]. Nach dem Austreten des Kopfes aus der Pfanne kommt dieser vor dem im Transversalschnitt sehr scharfrandigen knöchernen vorderen Pfannenrand zu liegen, wobei er am Humeruskopf eine Impressionsfraktur hinterläßt. Diese Impressionsfraktur wird als Hill-Sachs-Läsion [34] oder auch als Malgaigne-Furche [48] bezeichnet und liegt bei der vorderen Schulterluxation dorsolateral am Humeruskopf [1, 32, 34]; sie wird ebenfalls zu den typischen „sekundären Läsionen" gezählt. Die Häufigkeit des Vorhandenseins wird je nach röntgenologischer Aufnahmetechnik zwischen 35 und 80% angegeben [1, 74, 90]. Im Rahmen einer kombinierten Abduktions-Außenrotations-Bewegung des Arms kommt die dorsolateral am Caput humeri gelegene Hill-Sachs-Läsion in die Nähe des lädierten vorderen Pfannenrandes zu liegen. Über einen Einhakmechanismus der Delle am Pfannenrand kommt es bei der Armrückführung in die Normalstellung zu einem Heraushebeln des Kopfes aus der Pfanne und damit zu einer neuerlichen Luxation [30, 38, 87, 91]. Somit sind bei der rezidivierenden (traumatischen) Schulterluxation die bei der Erstluxation entstandenen „sekundären Läsionen" für die Aufrechterhaltung der Luxationsneigung verantwortlich.

Bei der habituellen (atraumatischen) Schulterluxation ist der Erstluxation kein Trauma, d. h. keine äußere Gewalteinwirkung vorangegangen. Anamnestisch wird von den Patienten meist eine Wurfbewegung oder auch eine „ungeschickte ausfahrende" Armbewegung angegeben, wobei es sich meist um eine kombinierte Abduktions-Außenrotation-Extensions-Bewegung handelte, welche zur Erstluxation führte [74, 75]. Es handelt sich bei diesen Patienten meist um junge, normal gewachsene, sporttreibende Erwachsene. Aufgrund der fehlenden äußeren Gewalteinwirkung müssen prädisponierende „primäre Faktoren" im knöchernen, knorpeligen, kapsulären oder auch muskulären Bereich angenommen werden [18, 51, 77, 79, 80, 88]. Die bei dieser Form der Luxation aufgetretenen Druck- und Scherkräfte sind meist geringer, dementsprechend sind auch die „sekundären Läsionen" meist schwächer ausgeprägt [87, 90].

Zu unterscheiden von dieser Form der atraumatischen Luxation sind habituelle Luxationsformen, die aufgrund von schweren Entwicklungsstörungen im knöchernen oder Bindegewebebereich entstanden sind und bereits im Kindesalter auftreten. Ursachen sind meist Bindegewebeschwächesyndrome wie Ehlers-Danlos- oder Marfan-Syndrom sowie andere schwere dysplastische Veränderungen im knöchernen Bereich. Diese Patienten zeigen auch meist keinen normalen Körperwuchs [5, 21, 79].

Die Häufigkeit der habituellen (atraumatischen) Luxationen bzw. Subluxationen an der Gesamtheit aller Luxationen wird zwischen 4 und 30% angegeben [21, 31, 51, 74].

Zwischen einer durch heftiges Trauma ausgelösten rezidivierenden Schulterluxation und einer atraumatischen Luxation gibt es fließende Übergänge. Für die Behandlung einer traumatischen oder atraumatischen Luxation sind daher die Kenntnisse der der Luxation zugrundeliegenden Ursachen wesentlich.

1.2.1 Prädisponierende Faktoren

Morphologisch können die für die Stabilität des glenohumeralen Gelenks verantwortlichen Strukturen eingeteilt werden in

- knöcherne Strukturen,
- knorpelige Strukturen,
- kapsulär-ligamentäre Strukturen und
- Muskulatur.

Die gesunde knöcherne Pfanne steht in einem bestimmten Größenverhältnis zum Humeruskopf [77, 87, 79, 85]. Saha drückt dieses Größenverhältnis durch einen vertikalen und transversalen Index aus [79].

Cyprien bezeichnet das transversale Kopf-Pfannen-Größenverhältnis auch als Kontaktindex [18]. Eine Änderung des Kopf-Pfannen-Größenverhältnisses durch eine dysplastische Pfanne führt zu erhöhter Luxationsneigung [10, 53, 74, 79, 92].

Der Radius der Pfannenkrümmung sollte weitgehend dem Radius der Kopfkrümmung entsprechen [79, 85]. Flache Pfannen werden als luxationsbegünstigend angesehen [74, 79].

Die normale knöcherne Pfanne steht in der Transversalebene nicht im rechten Winkel zum Schulterblatt, sondern sie zeigt eine leichte Retroversion von 2–10° [77, 79]. Diese leichte Retroversion ist für die Wirkungsweise der skapulo-humeralen Muskel von Bedeutung. Ein Fehlen der Retroversion oder gar eine Anteversion führt zu einem dynamischen Ungleichgewicht, v. a. bei den horizontalen Steuermuskeln [77, 79].

Für die Wirkungsweise der thorako-humeralen Muskel ist die Neigung der Pfanne in der horizontalen Körperebene bedeutsam. Diese ist von der Neigung der Pfanne zum Schulterblatt, von der Körperhaltung, dem Muskeltonus und der Thoraxform abhängig [54]. Eine zu starke Neigung der Pfanne nach ventral oder dorsal führt zu einem Übergewicht der ventralen oder dorsalen Rumpf-Gliedmaßen-Muskel [46].

Als weiterer möglicher destabilisierender Faktor wurde die Retrotorsion des Humeruskopfes diskutiert [19, 79]. Publikationen der letzten Zeit scheinen dies jedoch zu widerlegen [18, 67].

Als mögliche Ursachen im knorpeligen Bereich sind eine zu flache knorpelige Pfanne oder ein nicht oder nur schwach ausgebildetes Labrum glenoidale anzuführen [79].

Im kapsulären Bereich ist eine zu große Gelenkkapsel mit zu großem Bewegungsumfang des Humeruskopfes als luxationsbegünstigend zu nennen (52, 55, 75, 87]. Nach DePalma entspringt die Gelenkkapsel in einzelnen Fällen nicht am Labrum glenoidale

(LG) sondern am Skapulahals, wodurch der kontinuierliche Übergang vom Labrum zur Gelenkkapsel nicht gegeben ist [21]. Ebenso nach DePalma können, die ligamentären Kapselverstärkungen sehr unterschiedlich ausgebildet sein oder manchmal sogar fehlen [21, 22, 75].

Muskuläre Imbalancen werden immer wieder als mögliche Ursache in Betracht gezogen [21, 77, 79, 87]. Eine detaillierte Beschreibung ist aber aufgrund des sehr komplexen Zusammenspiels so vieler Muskel und der Schwierigkeit dieses klinisch, bildgebend oder elektromyographisch zu erfassen, bisher nur in sehr beschränktem Maße erfolgt [2, 6, 40, 56, 76, 84].

1.3 Fragestellungen

Aus der Differenzierung zwischen unidirektionaler atraumatischer und traumatischer Schulterluxation ergeben sich somit mehrere Fragen über Ätiologie und Pathogenese:

1. Welches sind die prädisponierenden Faktoren die zur Entstehung einer atraumatischen Schulterluxation führen?
2. Gibt es einen für alle atraumatischen Schulterluxationen typischen prädisponierenden Faktor oder sind es mehrere?
3. Sind auch für die Entstehung einer traumatischen Schulterluxation prädisponierende Faktoren erforderlich oder kann grundsätzlich jede „gesunde" Schulter in Abhängigkeit von der Heftigkeit des Traumas luxieren?

Zur Klärung dieser Fragen wurden computertomographische, anthropometrische und biomechanische Untersuchungen vorgenommen.

II Methodik der Untersuchungen

1 Computertomographische Untersuchungen am Lebenden

Computertomographisch wurden 2 Gruppen zu je 20 Personen und eine Gruppe mit 16 Personen nach der Doppelkontrastmethode an beiden Seiten untersucht und einander gegenübergestellt [23, 44, 65, 66, 70, 71, 83].

Bei der 1. Gruppe handelte es sich um Patienten mit einer habituellen, atraumatischen Schulterluxation, wobei aufgrund einer genauen Anamnese jede äußere Gewalteinwirkung zum Zeitpunkt der Erstluxation sicher ausgeschlossen werden konnte (14 männliche und 6 weibliche Patienten). Das Alter zum Zeitpunkt der Erstluxation lag zwischen 14 und 29 Jahren (im Durchschnitt bei 24 Jahren). Bei allen Patienten handelte es sich um normal gewachsene, sportlich aktive Personen. Sogenannte „kongenitale Luxationen" [79] oder willkürliche Luxationen wurden nicht in Betracht gezogen. Ebenfalls konnte aufgrund einer eingehenden klinischen Untersuchung eine multidirektionale Instabilität [55] in jedem Fall ausgeschlossen werden. Wie aus Tabelle 1 hervorgeht, ist die erste Luxation in den meisten Fällen bei Sportausübung durch eine Abduktion-Außen-rotation-Extensions-Bewegung aufgetreten. Die Zahl der Reluxationen lag im Durchschnitt bei 11 Wiederholungen (2–50 Reluxationen). In 7 Fällen war die rechte Seite, in 5 Fällen die linke Seite und in 8 Fällen beide Seiten betroffen. Für den Vergleich mit den anderen Gruppen wurde aber immer nur jene Seite herangezogen, bei welcher aufgrund der Anamnese eine äußere Gewalteinwirkung sicher ausgeschlossen werden konnte. Diese Seite wurde als atraumatisch-luxierte Seite bezeichnet. Die andere Seite erhielt die Bezeichnung „zweite" Seite, da die Bezeichnung unverletzte Seite wegen der 8 Fälle mit beidseitiger Luxation nicht korrekt ist. Von den 12 Patienten mit nur einseitiger Luxation war in 8 Fällen die dominante Seite und in 4 Fällen die nicht dominante Seite betroffen. Bei 2 Patienten lag auch bei Verwandten 1. Grades eine Schulterluxation vor. Die Luxation war bei allen Patienten vollständig.

Tabelle 1. Tätigkeit z. Z. der atraumatischen Erstluxation (n = 20)

Wurfsportarten	7
Schwimmen	3
Wasserspringen	2
Schistart	2
Laufstart	2
Andere	4

Für die 2. Gruppe wurden 20 Patienten mit rezidivierenden (traumatischen) Schulterluxationen ausgewählt, wobei die Bedingung für die Aufnahme in diese Gruppe eine sichere traumatische Genese der Erstluxation war. Die Ursachen, die zur Erstluxation führten, sind in Tabelle 2 angeführt. Es handelte sich um 18 männliche und 2 weibliche Patienten. Das Alter zum Zeitpunkt der Erstluxation lag zwischen 15 und 43 Jahren (im Durchschnitt bei 23,3 Jahren) und zum Zeitpunkt der CT-Untersuchung zwischen 18 und 42 Jahren (im Durchschnitt bei 26,2 Jahren). Die durchschnittliche Anzahl der Reluxationen in dieser Gruppe betrug 8,3 Wiederholungen (2–30). Die rechte und die linke Seite waren jeweils 10mal betroffen.

Tabelle 2. Ursachen der traumatischen Erstluxation (n = 20)

Sturz auf gestreckten Arm	6
Sturz auf Ellbogen	2
Direkter Sturz auf Schulter	5
Geschwindigkeitstrauma (Schisturz)	3
Zugtrauma	2
Hebelgriff (Judo)	1
Andere	1

Beidseitige Luxationen lagen keine vor. Bei 12 Patienten war die dominante Seite, bei 8 die nicht dominante Seite luxiert. Eine familiäre Anamnese konnte bei keinem Patienten erhoben werden. In allen Fällen waren die Luxationen vollständig.

Die 3. Gruppe bestand ursprünglich ebenfalls aus 20 Patienten, wobei jedoch nachträglich wegen zu hohem Lebensalter 4 Patienten ausgeschlossen werden mußten. Somit blieben für diese Gruppe 16 Patienten (13 Männer und 3 Frauen), deren Schultergelenke hinsichtlich der Stabilität sicher als gesund angesehen werden konnten. In den meisten Fällen war eine Rotatorenmanschettenläsion oder ein Impingementsyndrom das zur CT-Untersuchung führende Grundleiden (Tabelle 3). Das Alter der Patienten zum Zeitpunkt der CT-Untersuchung betrug 19–43 Jahre (im Durchschnitt 31,3 Jahre). Da die Schultergelenke dieser Gruppe hinsichtlich einer Instabilität als gesund angesehen werden konnten, dienten diese Patienten als Vergleichsgruppe und wurden den vorher genannten Gruppen gegenübergestellt.

Tabelle 3. Indikationen zur Doppelkontrast-CT-Untersuchung bei der gelenkstabilen „gesunden" Vergleichsgruppe (n = 16)

Verdacht auf Rotatorenmanschettenruptur	8
Impingementsyndrom	4
Tuberculum-majus-Abriß	2
Chronische Akromioklavikulargelenkbeschwerden	2

Bei Seitenvergleichen wurden verbundene t-Tests verwendet, bei Gruppenvergleichen unverbundene t-Tests (2 Gruppen) bzw. einfache Varianzanalyse (3 Gruppen). Einteilungen nach Schweregraden wurden mit dem χ^2-Test ausgewertet.

1.1 Methodik der Doppelkontrast-CT-Untersuchung

Alle 56 Patienten wurden in der gleichen Weise nach der Doppelkontrastmethode computertomographisch untersucht. Als Kontrastmittel wurde standardisiert 20 ml gefilterte Raumluft und 1 ml eines 60%igen ionisierten Kontrastmittels vermischt mit 0,1 ml Epinephrine (zur Verlangsamung der Kontrastmittelresorption) verwendet [70, 71].

Die Positionierung im CT erfolgte standardisiert in Rückenlagerung, wobei die Oberarme horizontal und 15–20° innenrotiert gelagert wurden (= Nullrotation im Schultergelenk; ca. 45–50° horizontale Pfannenneigung minus 30° Retrotorsion des Humerus [78]). Nach Erstellung des Topogramms wurde durch Manipulation am Arm der Margo medialis der Skapula genau in der Sagittalebene des Körpers eingestellt. Dadurch konnte für die Messung von Winkeln eine annähernd gleiche Stellung der Skapula bei allen Patienten erreicht werden. Anschließend wurden Transversalschichten vom Akromioklavikulargelenk bis zum Recessus axillaris angefertigt, wobei Schichtdicke und Vorschub jeweils 4 mm betrugen. Die Auswertung erfolgte sowohl im Weichteil- als auch im Knochenfenster (HR). Die genaue Technik der Kontrastmittelfüllung und CT-Untersuchung wurde bereits ausführlich beschrieben [70, 71].

1.2 Auswertung der CT-Bilder

Es wurden zum großen Teil in der Literatur beschriebene Parameter gemessen [18, 44, 67, 79] (Abb. 1).

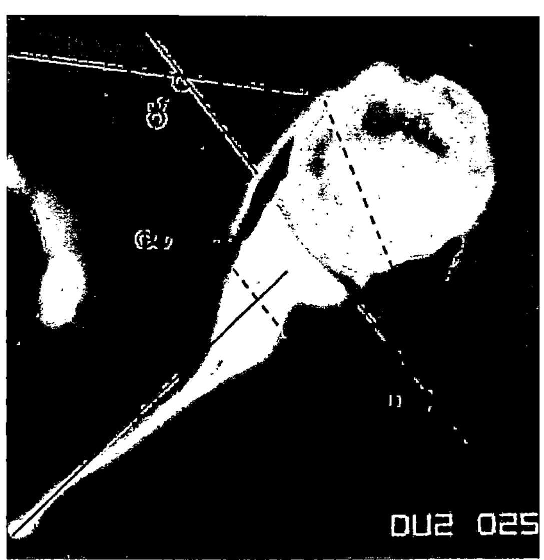

Abb. 1. Durchmesser und Winkel: Kopf- und Pfannendurchmesser ---, α Schulterblatt-Pfannen-Winkel, β horizontale Pfannenneigung, γ Pektoralis-Pfannen-Winkel

1. Transversaler Maximaldurchmesser der Gelenkfläche der Pfanne [79]
2. Transversaler Maximaldurchmesser der Gelenkfläche des Kopfes·[79]
   Die Messung der Durchmesser erfolgte mit Hilfe eines Stechzirkels. Die realen
   Größen wurden anhand des auf dem CT-Bild angegebenen Maßstabes errechnet.
3. Transversaler Glenohumeralindex (TGHI)
   Dieser Index errechnet sich aus den oben genannten Durchmessern und drückt das
   transversale Kopf-Pfannen-Größenverhältnis aus [77, 78, 79].

$$TGHI = \frac{\text{Maximaldurchmesser der Gelenkfläche der Pfanne}}{\text{Maximaldurchmesser der Gelenkfläche des Kopfes}}$$

4. Pfannenneigung
   – Neigung der Pfanne zum Schulterblatt (Schulterblatt-Pfannen-Winkel): Es
     handelt sich um den Winkel zwischen der Schulterblattachse und der Mitte des
     größten transversalen Pfannendurchmessers [77, 78, 79]. Es wurden jeweils 3 Mes-
     sungen an 3 aufeinanderfolgenden Schichten durchgeführt und daraus der mittle-
     re Wert genommen. Durch die oben erwähnte Ausrichtung des Margo medialis
     der Skapula lag die Schulterblattachse bei allen Patienten in etwa der gleichen
     Höhe.
   – Neigung der Pfanne zur Frontalebene des Körpers (Horizontale Pfannennei-
     gung): Dieser Winkel wird zwischen der horizontalen Pfannenneigung und der
     Frontalebene des Körpers gebildet. Er bildet den Ergänzungswinkel auf 90° zu
     dem von Cyprien [18] angegebenen Winkel.
5. Pektoralis-Pfannen-Winkel
   Dieser Winkel ergibt sich aus der Zugrichtung des M. pectoralis major und der horizontalen Pfannenneigung [70, 71].
6. Krümmung der knöchernen und knorpeligen Pfanne (Abb. 2)
   Die Ermittlung der Größe der Radien der Gelenkfläche von Kopf und Pfanne erfolgte experimentell durch Aufsuchen des Kreismittelpunkts mit einem Stechzirkel.
   Der Radius der Gelenkfläche des Kopfes wurde in Relation zum Radius der Gelenkfläche der knöchernen und knorpeligen Pfanne gesetzt; daraus wurde der Quotient
   bestimmt.

$$\frac{\text{Radius der Gelenkfläche der Pfanne}}{\text{Radius der Gelenkfläche des Kopfes}}$$

   In Anlehnung an die Typeneinteilung nach Saha [79] wurde ebenfalls in Gelenktyp
   A, B und C eingeteilt. Für den Normaltyp B wurde willkürlich ein Index zwischen
   1,0 und 2,0 festgelegt. Dabei bedeutet der Index 1, daß der Radius von Kopf und
   Pfanne gleich groß ist, und der Index 2, daß der Radius der Pfanne doppelt so groß
   ist wie der Radius des Kopfes.
   Gelenktyp A: Index > 2
   Gelenktyp B: Index zwischen 1 und 2
   Gelenktyp C: Index < 1
7. Hill-Sachs-Läsion [34, 48]
   Gemessen wurden Länge, Breite und Tiefe der Delle in mm. Diese Messung erfolgte·
   ebenfalls mit dem Zirkel, die realen Größen wurden mit Hilfe des angegebenen
   Maßstabes errechnet. Die Länge der Delle wurde durch den erfolgten Vorschub fest-
   gestellt, die Lage des medialen Randes der Läsion in Graden festgehalten. Für die

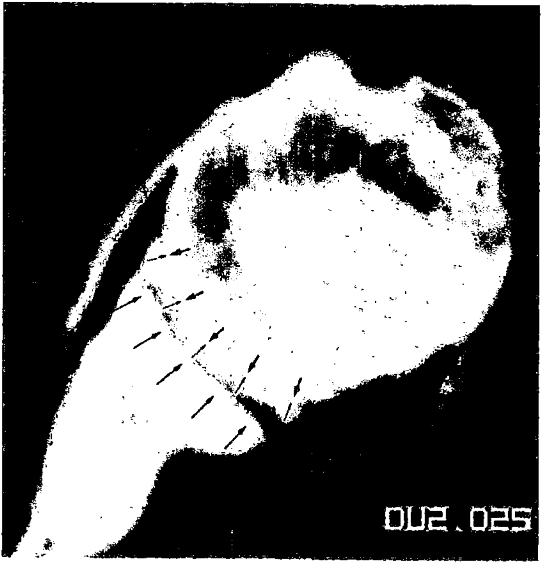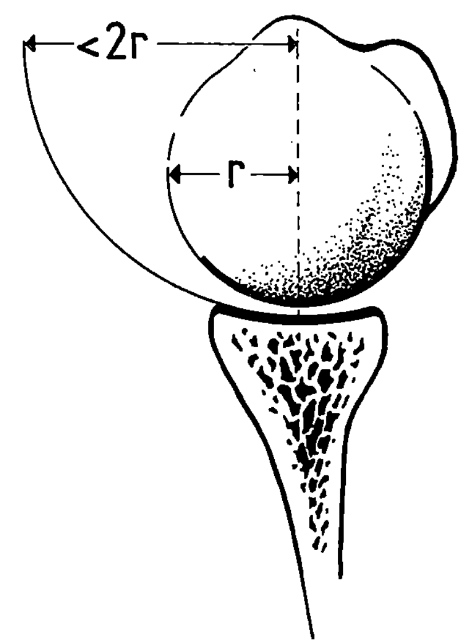

Abb. 2. Pfannenkrümmung. *Links:* Knöcherne Pfannenkrümmung, lange Pfeile; knorpelige Pfannenkrümmung, dünne, kurze Pfeile; Krümmung der Gelenkfläche des Caput humeri, Pfeile umgekehrt; *Rechts:* Radius der knöchernen Pfanne soll kleiner als der doppelte Radius des Kopfes sein

Winkelbestimmung wurde der Mittelpunkt des Kopfes experimentell mit dem Zirkel aufgesucht; gemessen wurde der nach außen offene Winkel zwischen dem im Ellbogen gebeugten Unterarm (15° Innenrotation bei Lagerung im CT) und dem inneren Rand der Läsion (Abb. 3).

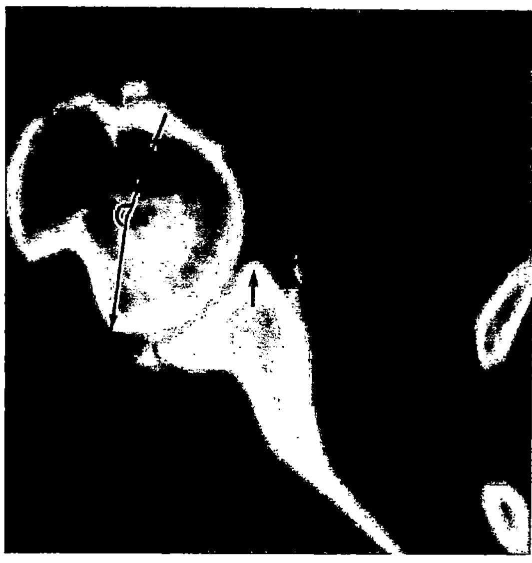

Abb. 3. Hill-Sachs-Läsion und Bankart-Läsion: große Hill-Sachs-Läsion bis 190° reichend; am vorderen Pfannenrand Bankart-Läsion (→): Labrum glenoidale nicht erkennbar, Gelenkkapsel vom knöchernen Pfannenrand abgelöst

8. Bankart-Läsion [3, 4, 13, 14, 63]

Die Beurteilung der folgenden Kriterien erfolgte im Seitenvergleich:

a) Labrum glenoidale (LG): Beurteilt wurde der Zerstörungsgrad des Labrum glenoidale, wobei ein Schema mit 3 Schweregraden erstellt werden konnte (Abb. 4a–d und Abb. 5).

Schweregrad I: unverletzt
Schweregrad II: abgelöst (LG in seiner Form erhalten)
Schweregrad III: destruiert oder nicht mehr vorhanden

b) Knöcherner Pfannenrand: Auch hier wurde ein eigenes Schema mit 3 aufsteigenden Schweregraden erstellt (Abb. 6 und Abb. 7a, b):

unverletzt,
erodiert,
frakturiert.

c) Gelenkknorpel: Beurteilt wurde der Zustand des Gelenkknorpels im randständigen Drittel der Pfanne im Bereich der Bankart-Läsion. Zur Objektivierung wurde auch hier nach 3 Schweregraden unterschieden (Abb. 8a, b):

unverletzt,
verschmälert,
aufgebraucht.

2 Untersuchungen an der Leiche

Die Untersuchungen an den Leichen betrafen den Pfannen- und Kopfdurchmesser, die vordere Gelenkkapsel und das Labrum glenoidale.

2.1 Bestimmung der einzelnen Parameter

– Vertikaler und transversaler Durchmesser der Gelenkfläche von Kopf und Pfanne: An 53 frischen Leichen wurden 85 Schultergelenke (48 rechte und 37 linke) untersucht. Das Alter der Leichen lag zwischen 16 und 85 Jahren (im Durchschnitt bei 60 Jahren), 31 waren männlich und 22 weiblich. Gemessen wurde der größte vertikale und transversale Durchmesser der Gelenkflächen von Kopf und Pfanne. Bei 30 Leichen (19 männlich und 11 weiblich) konnte die rechte und linke Seite an ein und derselben Leiche gemessen und verglichen werden. Für die Messung an der Pfanne war das Labrum glenoidale entfernt worden. Die Messungen an der Pfanne erfolgten mit Hilfe eines Doppelspitzzirkels, am Kopf durch ein Beckenmeßgerät.

– Labrum glenoidale: Bei 59 Schultergelenken (36 Leichen) wurde das Labrum glenoidale bei 5 Uhr (rechte Schulter) quer zur Faserrichtung eingeschnitten und die Dicke in mm bestimmt. Das Alter dieser Leichen lag zwischen 17 und 85 Jahren (im Durchschnitt bei 60 Jahren).

– Kapseltyp: Bei ebenfalls 59 Schultergelenken an 36 Leichen (es handelte sich um dieselben Leichen wie vorhin erwähnt) wurde der Kapseltyp nach DePalma [21] bestimmt (Abb. 9a, b).

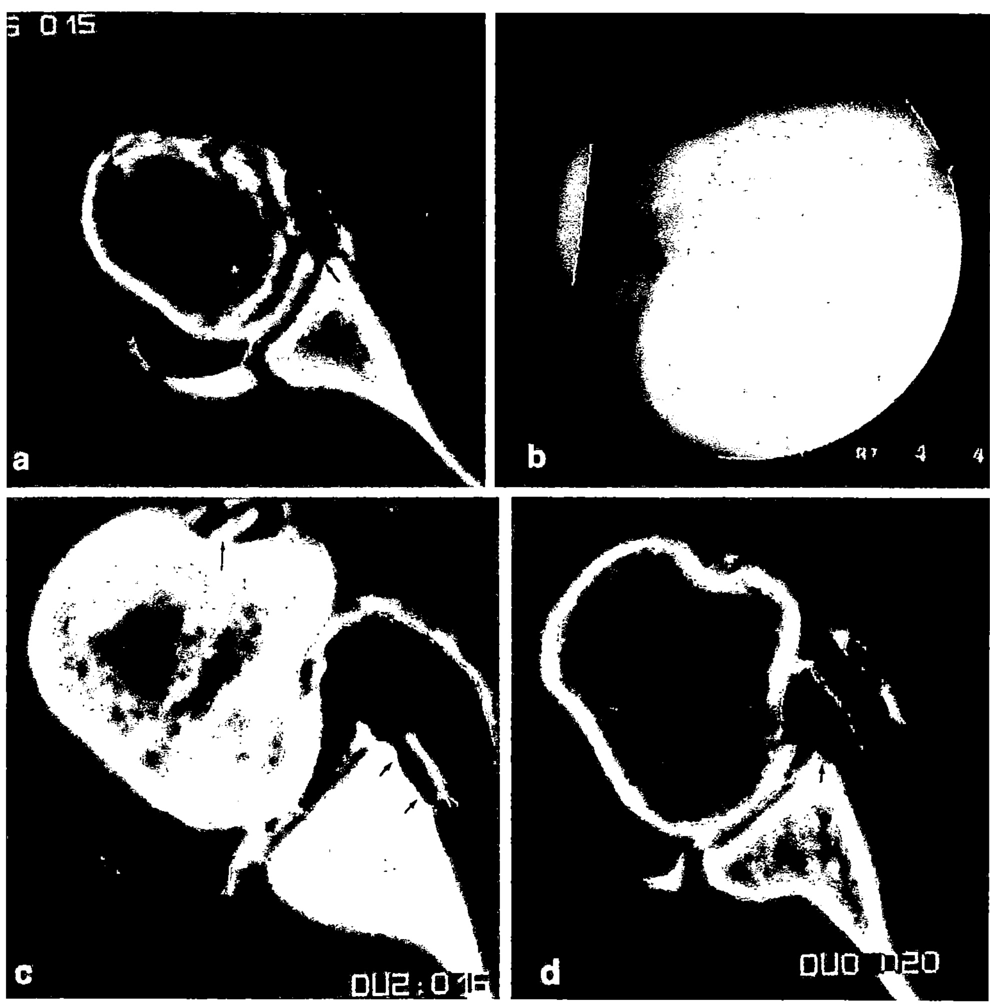

Abb. 4a–d. Abgelöstes Labrum glenoidale (LG). **a** Kaum erkennbare Ablösung des LG (→). **b** Gleicher Patient: Die Arthroskopie zeigt basalen Riß des LG (mit Häkchen von Unterlage abhebbar). **c** LG zusammen mit Lig. glenohumerale medium (→) und Gelenkkapsel periostal (⇉) vom Knochen abgelöst. Gelenkknorpel unverletzt. Nebenbefund: L-Bizepssehne (→). **d** Deutlich erkennbare Labrumablösung (→); LG in seiner Form weitgehend erhalten

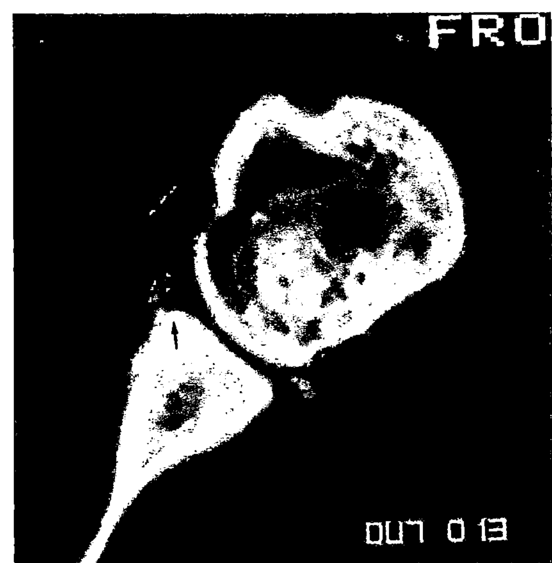

Abb. 5. Destruiertes Labrum glenoidale; es ist in seiner Form nicht mehr erkennbar (→)

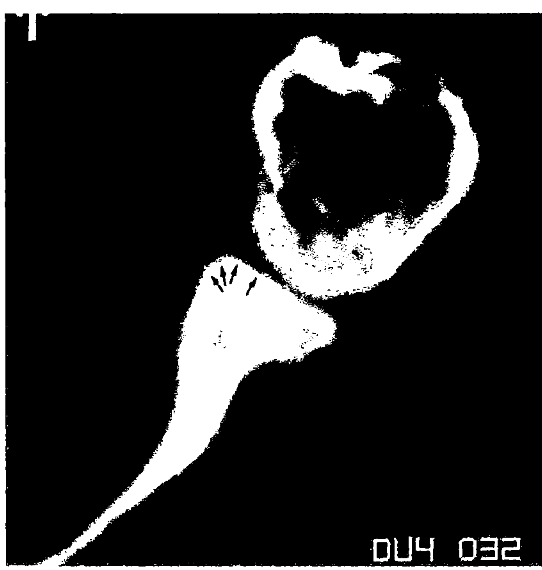

Abb. 6. Erodierter knöcherner Pfannenrand: knöcherner Pfannenrand abgerundet (↑↑↑), Rest des Labrum glenoidale auf Pfannenrand noch erkennbar, Gelenkknorpel im vorderen Drittel aufgebraucht

130

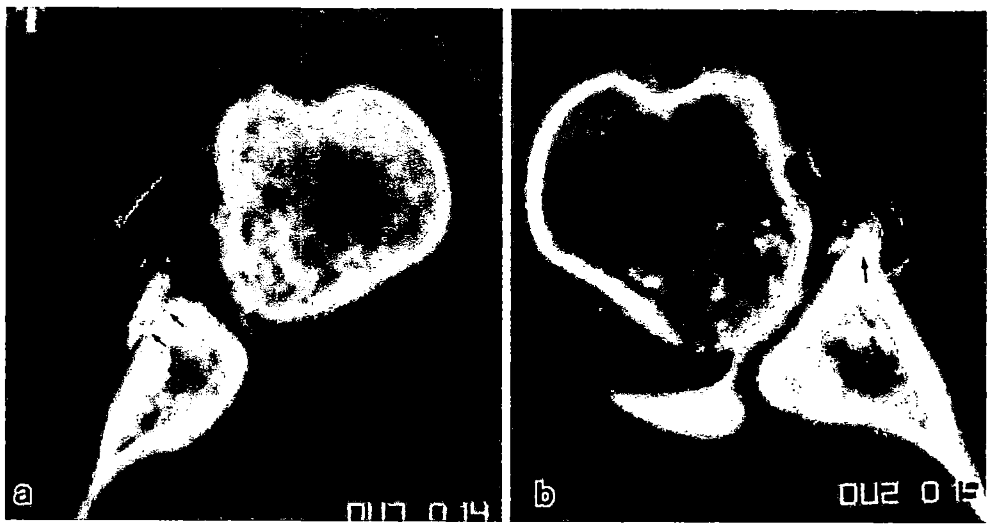

Abb. 7a, b. Frakturierter knöcherner Pfannenrand. **a** Schalenförmiges Pfannenrandfragment (⊨), **b** kleines Pfannenrandfragment (→). Das darüberliegende Labrum glenoidale ist nicht mehr knöchern abgestützt. (Ablösung durch KM-Eintritt gekennzeichnet)

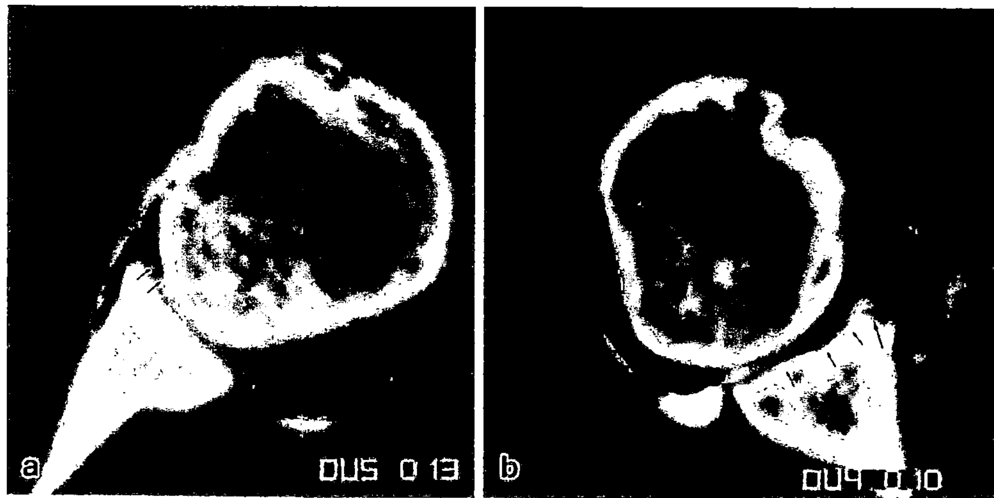

Abb. 8a, b. Gelenkknorpel im randständigen Pfannendrittel. **a** Gelenkknorpel verschmälert (↑↑); Labrum glenoidale nicht sichtbar. **b** Gelenkknorpel nur noch im hinteren Drittel vorhanden, in den vorderen 2/3 aufgebraucht (↑↑↑); Labrumrest auf Pfannenrand liegend (→)

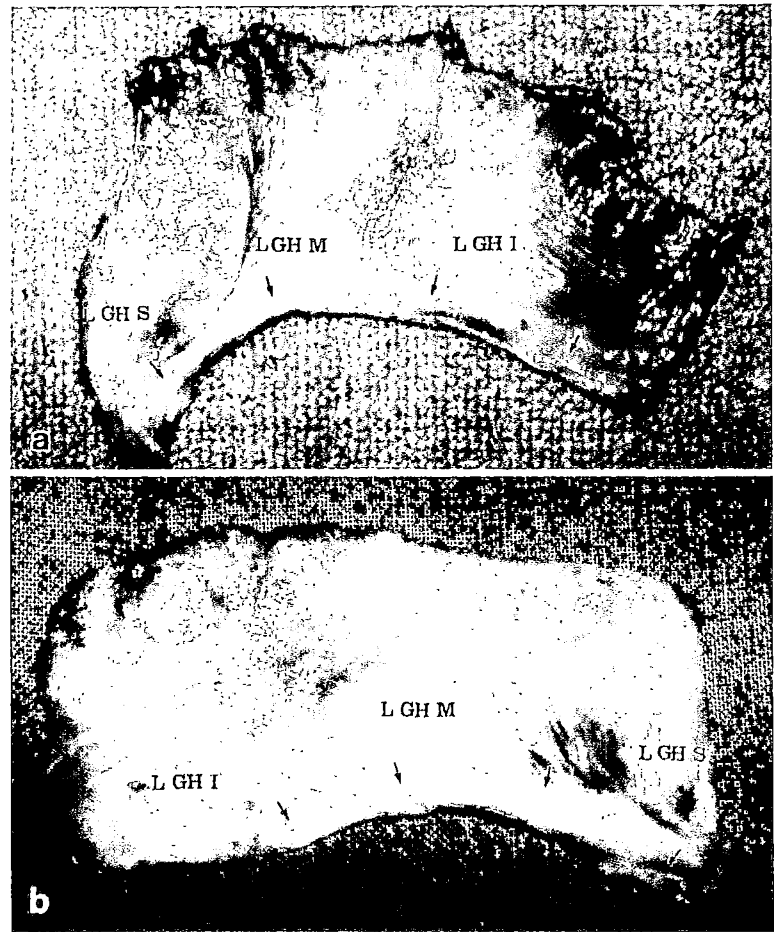

Abb. 9a, b. Gelenkkapsel von innen. **a** Kapseltyp III: oberhalb und unterhalb des Lig. glenohumerale medium (*L GH M*) ein Recessus. **b** Kapseltyp VI: kein richtiger Recessus ausgebildet. → Labrum glenoidale, *L GH S* Lig. glenohumerale superius, *L GH M* Lig. glenohumerale medium, *L GH I* Lig glenohumerale inferius

Typ I: ein synovialer Recessus oberhalb des Lig. glenohumerale medium

Typ II: ein synovialer Recessus unterhalb des Lig. glenohumerale medium

Typ III: zwei synoviale Recessus; ein subskapulärer Recessus oberhalb des Lig. glenohumerale medium und ein subskapulärer Recessus unterhalb des Lig. glenohumerale medium

Typ IV: ein großer synovialer Recessus oberhalb des Lig. glenohumerale inferius, das Lig. glenohumerale medium fehlt

Typ V: Lig. glenohumerale medium besteht nur aus 2 schmalen synovialen Falten

Typ VI: kein synovialer Recessus vorhanden

3 Biomechanische Untersuchungen

Bei 42 Schultergelenken an 21 frischen Leichen (nicht älter als 16 h) wurde die gelenkstabilisierende Wirkung der einzelnen Ligg. glenohumeralia bei einer Abduktionsstellung
des Oberarms von 90° in der Frontalebene auf Außenrotationsbelastung untersucht
(Imitation der Luxationsbewegung). Das Alter der Leichen lag zwischen 16 und 80
Jahren (im Durchschnitt bei 52 Jahren).

3.1 Versuchsanordnung

Nach Brechen der Totenstarre erfolgte eine zirkuläre Durchtrennung der Haut im
Bereich des Gelenks. Anschließend wurden mit Ausnahme der Mm. subscapularis, supraspinatus, infraspinatus, teres minor und der langen Bizepssehne sämtliche gelenküberbrückenden Strukturen einschließlich des Gefäß-Nerven-Bündels durchtrennt.

Ebenfalls abgelöst wurde der lange Kopf des M. triceps von der Kapsel. Nach sorgfäl-
tigem Abpräparieren des M. subscapularis von der Kapsel wurde diese von Gleitgewebe-
resten gesäubert, so daß die kapsulären Verstärkungsbänder äußerlich sichtbar und abgrenzbar wurden (Abb. 10 und 11). Vor Beginn des eigentlichen Versuchs waren somit an
gelenküberbrückenden Strukturen nur noch die intakte Gelenkkapsel, die Mm. supraspinatus, infraspinatus, teres minor und die lange Bizepssehne vorhanden.

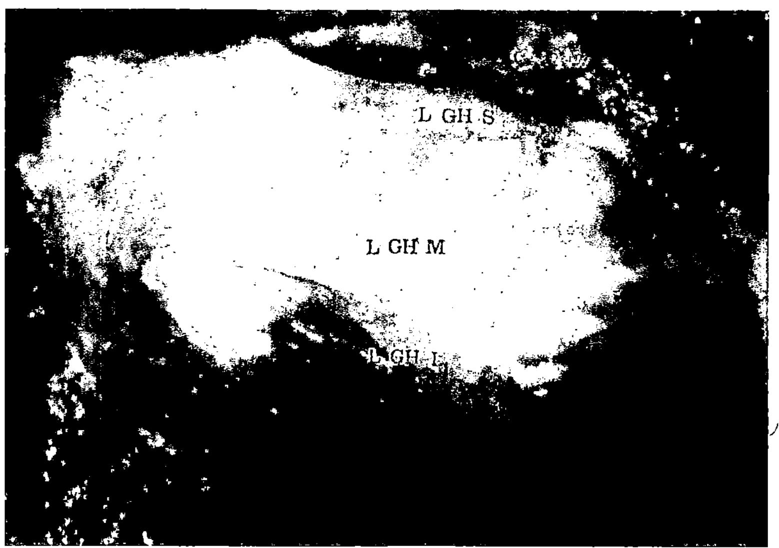

Abb. 10. Gelenkkapsel von außen; *L GH S* Lig. glenohumerale superius, *L GH M* Lig. glenohumerale medium, *L GH I* Lig. glenohumerale inferius

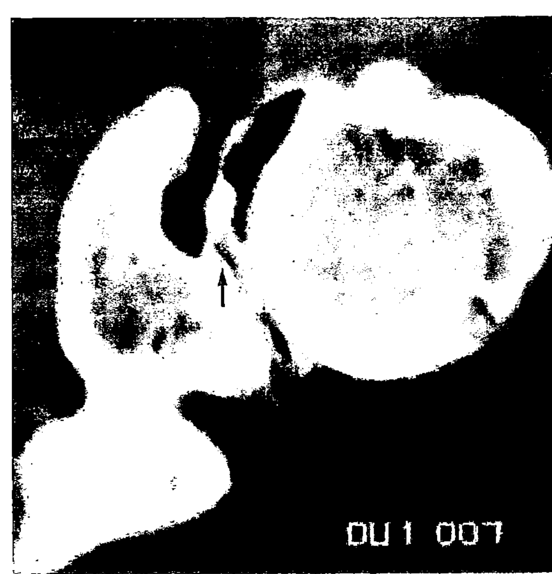

Abb. 11. Doppelkontrast-CT-Bild mit
Lig. glenohumerale syperius (→);
anatomischer Zusammenhang
zwischen dem Labrum glenoidale und
dem Kapselband deutlich erkennbar

Als nächster Schritt erfolgte die scharfe Durchtrennung eines der 3 Bänder nahe dem Labrum glenoidale quer zum Faserverlauf. An der zweiten Schulter erfolgte in der gleichen Weise die Darstellung der Kapsel ohne jedoch ein Band zu durchtrennen. Sie diente zum Vergleich. Es wurde darauf geachtet, daß die Banddurchtrennung nicht immer an derselben Seite durchgeführt wurde.

Anschließend erfolgte die Bestimmung des Außenrotationsdrehmoments, welches zur Kapselruptur und damit zur Luxation erforderlich war. Dazu wurde ein Kirschner-Draht der Stärke 2,2 mm durch die Kondylen des Oberarms im rechten Winkel zum Oberarmschaft gebohrt und dieser in einen Extensionsbügel, wie er für Extensionen am Bein verwendet wird, eingespannt. Auf diesen Extensionsbügel war ein Verbindungsstück aufgeschweißt worden, auf welches ein Drehmomentschlüssel aufsteckbar war. Verwendet wurde ein Drehmomentschlüssel der Firma Hazet 6110 CT, welcher einen Drehmomentbereich von 5–60 Nm aufwies. Bei 90° Abduktion des Oberarms in der Frontalebene wurde ein Außenrotationsstreß auf den Oberarm gebracht und die für die Kapselruptur bzw. Luxation erforderlichen Werte ermittelt (Abb. 12). In gleicher Weise wurde auf der kontralateralen Seite vorgegangen.

134

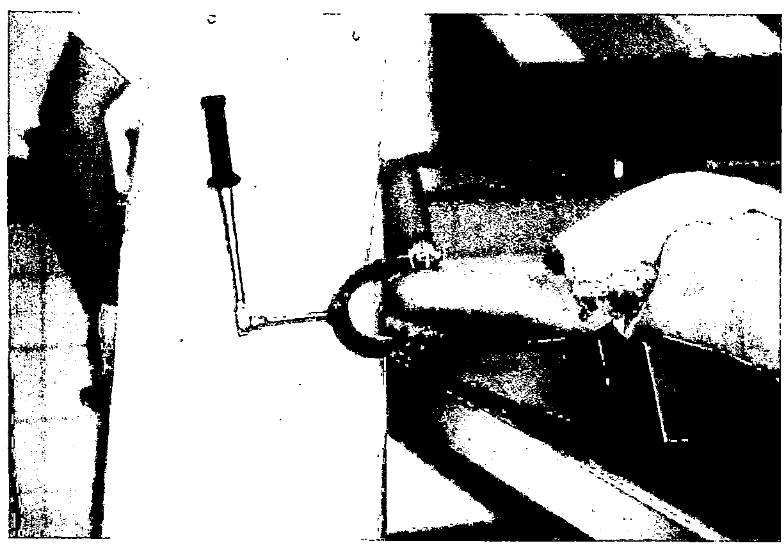

Abb. 12. Biomechanische Versuchsanordnung; Ein durch die Kondylenachse gebohrter Kirschner-Draht ist in einen Extensionsbügel eingespannt, auf ein angeschweißtes Zwischenstück ist der Drehmomentschlüssel aufgesteckt

Ziele dieses Versuches waren:

– Feststellung der wichtigsten stabilisierenden Kapsel-Band-Strukturen bei 90° Abduktion in der Frontalebene. Für diesen Versuch wurden 21 Schultern an 21 Leichen untersucht. Für jeden Einzelversuch mit Durchtrennung eines der 3 Kapselbänder wurden je 7 Schultern an 7 Leichen verwendet.
– Feststellung der Reißfestigkeit der unverletzten Kapsel (ohne Banddurchtrennung) in Abhängigkeit vom Alter. Von den zu diesem Zweck untersuchten 21 Schultern an 21 Leichen waren 5 Leichen zwischen 20 und 40 Jahren, 8 Leichen zwischen 41 und 60 Jahren und ebenfalls 8 Leichen zwischen 61 und 80 Jahren. Die Ergebnisse dieser Untersuchung dienten dem Vergleich mit den Ergebnissen nach Banddurchtrennung.
– Feststellung der Art und Lokalisation der Kapselruptur

III Ergebnisse

1 Computertomographische Untersuchungen am Lebenden

Die Auswertung der Gelenkflächendurchmesser erfolgte nach Geschlechtern getrennt. Verglichen wurde im Seitenvergleich zwischen rechter und linker Seite der gesunden Vergleichsgruppe, zwischen der „atraumatisch-luxierten" Seite und der „zweiten" Seite der atraumatischen Gruppe sowie zwischen verletzter und unverletzter Seite der traumatischen Gruppe.

Im Gruppenvergleich wurde zwischen der „atraumatisch-luxierten Seite" der atraumatischen Gruppe und der gesunden Vergleichsgruppe (Kontrast I), zwischen der „atraumatisch-luxierten Seite" der atraumatischen Gruppe und der verletzten Seite der traumatischen Gruppe (Kontrast II) sowie zwischen der verletzten Seite der traumatischen Gruppe und der gesunden Vergleichsgruppe (Kontrast III) verglichen. Bei einzelnen Parametern wurden noch weitere Vergleiche sowohl innerhalb als auch zwischen den Gruppen angestellt.

1.1 Transversaler Maximaldurchmesser der Gelenkfläche der Pfanne

In Tabelle 4 sind die Durchschnittswerte, Standardabweichungen sowie die p-Werte der Männer im Seiten- und Gruppenvergleich angegeben. Innerhalb der gesunden Vergleichsgruppe ergab sich kein signifikanter Unterschied zwischen der rechten und linken Seite. Der Mittelwert aller Schultern dieser Gruppe (nur Männer) betrug 29,2 ± 1,7 mm.

Auch der Seitenvergleich der beiden anderen Gruppen, ebenso wie der Gruppenvergleich (Kontrast I, II, III), ließ keine signifikanten Unterschiede erkennen. Lediglich die „atraumatisch-luxierte Seite" der atraumatischen Gruppe wies beim Vergleich mit der gesunden Gruppe (Kontrast I) eine Tendenz zu kleineren Pfannen (p = 0,086) auf.

Tabelle 4. Transversaler Maximaldurchmesser der Gelenkfläche der Pfanne (nur Männer); $\bar{x}$ Standardabweichung

Gruppe	$\bar{x}$	$\bar{x}$
	Rechte Seite	Linke Seite
Gesund	29,1 ± 1,94	29,3 ± 1,68
	Atraumatisch-luxierte Seite	Zweite Seite
Atraumatisch	28,1 ± 1,29	28,3 ± 1,57
	Verletzte Seite	Unverletzte Seite
Traumatisch	28,7 ± 1,86	28,6 ± 1,86

Kontrast I (atr.-ges.) p = 0,086 (Tendenz)

1.2 Transversaler Maximaldurchmesser der Gelenkfläche des Kopfes (Tabelle 5)

Tabelle 5. Transversaler Maximaldurchmesser der Gelenkfläche des Kopfes (nur Männer); $\bar{x}$ Standardabweichung

Gruppe	$\bar{x}$	$\bar{x}$
	Rechte Seite	Linke Seite
Gesund	46,0 ± 2,72	46,3 ± 2,79
	Atraumatisch-luxierte Seite	Zweite Seite
Atraumatisch	46,3 ± 2,60	45,4 ± 2,15
	Verletzte Seite	Unverletzte Seite
Traumatisch	46,8 ± 2,79	46,9 ± 3,08

Auch bei diesem Durchmesser zeigte sich kein signifikanter Unterschied zwischen der rechten und linken Seite der gesunden Vergleichsgruppe. Der Mittelwert aller rechten und linken Schultern dieser Gruppe (nur Männer) lag bei 46,2 ± 2,66 mm.

Der Seitenvergleich innerhalb der atraumatischen und traumatischen Gruppe ließ ebenso wie der Gruppenvergleich (Kontrast I, II, III) keine signifikanten Unterschiede erkennen.

1.3 Transversaler Glenohumeralindex (TGHI) (Tabelle 6)

Tabelle 6. Transversaler Glenohumeralindex (nur Männer); $\bar{x}$ Standardabweichung

Gruppe	$\bar{x}$	$\bar{x}$
	Rechte Seite	Linke Seite
Gesund	0,63 ± 0,04	0,63 ± 0,04
	Atraumatisch-luxierte Seite	Zweite Seite
Atraumatisch	0,61 ± 0,02	0,61 ± 0,03
	Verletzte Seite	Unverletzte Seite
Traumatisch	0,61 ± 0,03	0,61 ± 0,02

Kontrast I (atr.-ges.) p = 0,080 (Tendenz); Kontrast II (atr.-tr.); Kontrast III (tr.-ges.)

Zwischen der rechten und linken Seite der gesunden Vergleichsgruppe bestand auch hier kein statistischer Unterschied. Der Mittelwert aller Indices dieser Gruppe (nur Männer) betrug 0,63 ± 0,04 mm.

Auch alle anderen Seiten- und Gruppenvergleiche wiesen keine signifikanten Unterschiede auf. Lediglich die „atraumatisch-luxierte Seite" der atraumatischen Gruppe zeigte im Vergleich mit der gesunden Vergleichsgruppe eine Tendenz zu kleineren Indices (p = 0,08). Diese Tendenz stammte von den Pfannendurchmessern der atraumatischen Gruppe.

1.4 Pfannenneigung

a) Neigung der Pfanne zum Schulterblatt (Schulterblatt-Pfannen-Winkel), s. Tabelle 7.

Tabelle 7. Neigung der Pfanne zum Schulterblatt; $\bar{x}$ Standardabweichung, p Signifikanz

Gruppe	$\bar{x}$	$\bar{x}$	p
	Rechte Seite	Linke Seite	
Gesund	R 4,7 ± 3,37	R 3,9 ± 3,74	
	Atraumatisch-luxierte Seite	Zweite Seite	
Atraumatisch	R 1,2 ± 4,77	R 1,4 ± 4,66	
	Verletzte Seite	Unverletzte Seite	
Traumatisch	R 3,5 ± 4,43	R 5,5 ± 3,44	0,001

Kontrast I (atr.-ges.) p <0,05; Kontrast II (atr.-tr.); Kontrast III (tr.-ges.)

Die Winkelwerte der rechten und linken Seite der gesunden Vergleichsgruppe waren statistisch nicht verschieden. Der Mittelwert dieser Gruppe lag bei 4,1° ± 3,06° Retroversion.

Der Seitenvergleich innerhalb der atraumatischen Gruppe zeigt ebenfalls keinen signifikanten Unterschied. Zusätzlich wurde bei jenen 12 Patienten aus der atraumatischen Gruppe mit nur einseitiger Luxation zwischen verletzter und unverletzter Seite verglichen. Auch dieser Vergleich wies keinen signifikanten Unterschied auf. Ebenfalls keine signifikante Differenz ergab sich zwischen der unverletzten Seite jener 12 Patienten mit nur einseitiger Luxation und der „zweiten" Seite jener 8 Patienten mit beidseitiger Luxation.

Der Seitenvergleich innerhalb der traumatischen Gruppe zeigte jedoch auf der verletzten Seite ($\bar{x}$ 3,50° ± 4,43) eine signifikant geringere Retroversion als die unverletzte Seite ($\bar{x}$ 5,5° ± 3,44, p = 0,001).

Im Gruppenvergleich zeigte die „atraumatisch-luxierte" Seite der atraumatischen Gruppe ($\bar{x}$ 1,2° ± 4,77) eine signifikant geringere Retroversion als die gesunde Vergleichsgruppe ($\bar{x}$ 4,1° ± 3,06, p = 0,037). Auch die „zweite" Seite der atraumatischen Gruppe wies eine signifikant geringere Retroversion auf als die gesunde Vergleichsgruppe (p = 0,05). Der Vergleich der unverletzten Seite jener 12 Patienten mit nur einseitiger Luxation aus der atraumatischen Gruppe mit der gesunden Vergleichsgruppe ergab ebenfalls eine signifikant geringere Rückwärtsneigung der Pfanne (p = 0,03).

Die beiden übrigen Gruppenvergleiche (Kontrast II und III) wiesen keine signifikanten Unterschiede auf.

In der atraumatischen Gruppe befanden sich auf der „atraumatisch-luxierten" Seite 6 (30%) und auf der „zweiten" Seite 5 Fälle (25%) mit antevertierter Pfanne. In der traumatischen Gruppe waren auf der verletzten Seite 3 (14%) und auf der unverletzten Seite 1 Fall (5%) mit einer Anteversion der Pfanne. In der gesunden Vergleichsgruppe gab es auf beiden Seiten je eine Schulter (5%) mit einer nach vorne geneigten Pfanne (Abb. 13 und 14).

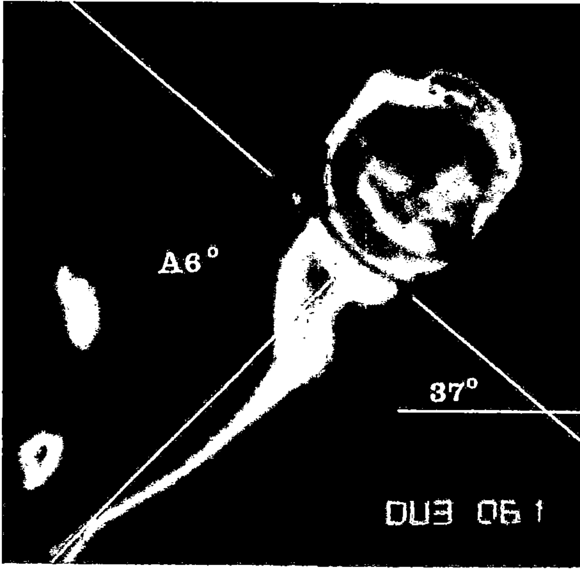

Abb. 13. Pathologische
Pfannenneigung:
Schulterblatt-Pfannen-Winkel
α zeigt Anteversion von 6°,
horizontale Pfannenneigung
β = 37°

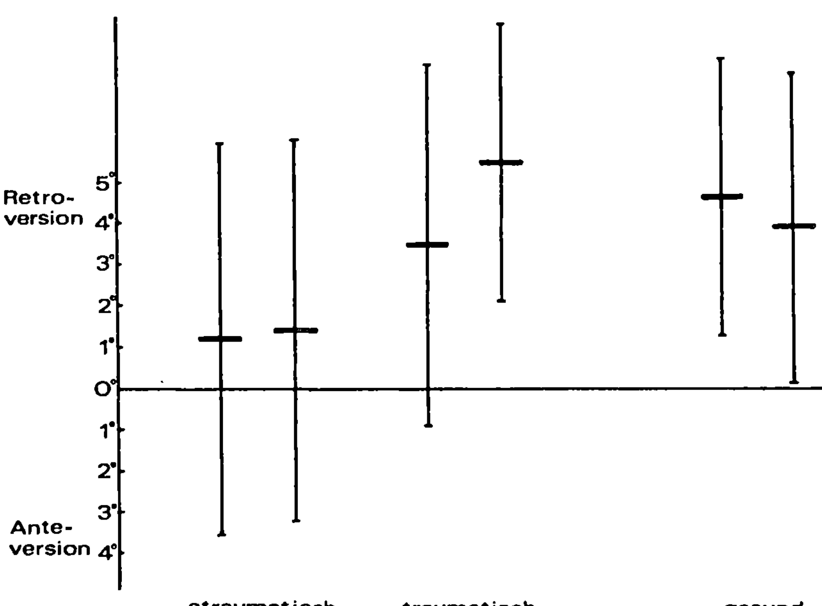

Abb. 14. Graphische Darstellung des Schulterblatt-Pfannen-Winkels der einzelnen Gruppen: nur geringe Seitendifferenz bei atraumatischer und gesunder Gruppe, signifikante Seitendifferenz bei der traumatischen Gruppe. Anmerkung: Die gesunde Gruppe ist etwas abgerückt aufgrund des Seitenvergleichs zwischen rechts und links, während bei den anderen Gruppen der Vergleich zwischen verletzter und unverletzter Seite erfolgte

b) Neigung der Pfanne zur Frontalebene des Körpers (Tabelle 8).
Die Werte dieses Winkels waren weder in einem Seiten- noch in einem Gruppenvergleich signifikant voneinander verschieden.

Tabelle 8. Neigung der Pfanne zur Frontalebene des Körpers, $\bar{x}$ Standardabweichung, p Signifikanz

Gruppe	$\bar{x}$	$\bar{x}$	p
	Rechte Seite	Linke Seite	
Gesund	49 ± 4,84	49,8 ± 5,96	
	Atraumatisch-luxierte Seite	Zweite Seite	
Atraumatisch	47,3 ± 7,94	46,6 ± 6,06	
	Verletzte Seite	Unverletzte Seite	
Traumatisch	49 ± 6,40	50,5 ± 5,03	0,089 (Tendenz)

Kontrast I (atr.-ges.); Kontrast II (atr.-tr.); Kontrast III (tr.-ges.)

Lediglich innerhalb der traumatischen Gruppe zeigte die verletzte Seite ($\bar{x}$ 49° ± 6,4) eine Tendenz zu kleineren Winkelwerten gegenüber der unverletzten Seite ($\bar{x}$ 50,5° ± 5,03, p = 0,089).

1.5 Pektoralis-Pfannen-Winkel (Tabelle 9)

Tabelle 9. Pektoralis-Pfannen-Winkel; $\bar{x}$ Standardabweichung

Gruppe	$\bar{x}$	$\bar{x}$
	Rechte Seite	Linke Seite
Gesund	142,2 ± 4,07	142,1 ± 5,61
	Atraumatisch-luxierte Seite	Zweite Seite
Atraumatisch	146,8 ± 6,05	145,3 ± 4,98
	Verletzte Seite	Unverletzte Seite
Traumatisch	143,7 ± 6,32	142,3 ± 5,94

Kontrast I (atr.-ges.) p <0,05; Kontrast II (atr.-tr.); Kontrast III (tr.-ges.)

Der Seitenvergleich ergab in keiner der 3 Gruppen eine signifikante Differenz. Auch innerhalb der „zweiten" Seite der atraumatischen Gruppe bestand zwischen der unverletzten Seite jener 12 Patienten mit nur einseitiger Luxation und der „zweiten" Seite jener 8 Patienten mit beidseitiger Luxation kein statistischer Unterschied. Der Mittelwert der gesunden Vergleichsgruppe betrug 142,8° ± 4,87. Im Gruppenvergleich waren die Werte der „atraumatisch-luxierten" Seite der atraumatischen Gruppe ($\bar{x}$ 146,8° ± 6,05) signifikant größer als die Werte der gesunden Vergleichsgruppe ($\bar{x}$ 142,8° ± 4,87, ü = 0,036) (Kontrast I). Ebenso ergab der Vergleich zwischen der verletzten Seite jener 12 Patienten aus der atraumatischen Gruppe mit nur einseitiger Luxation und der gesunden Vergleichsgruppe signifikant größere Winkelwerte für die atraumatische Gruppe (p = 0,013). Die übrigen Gruppenvergleiche (Kontrast II und III) wiesen keine signifikanten Unterschiede auf (Abb. 15).

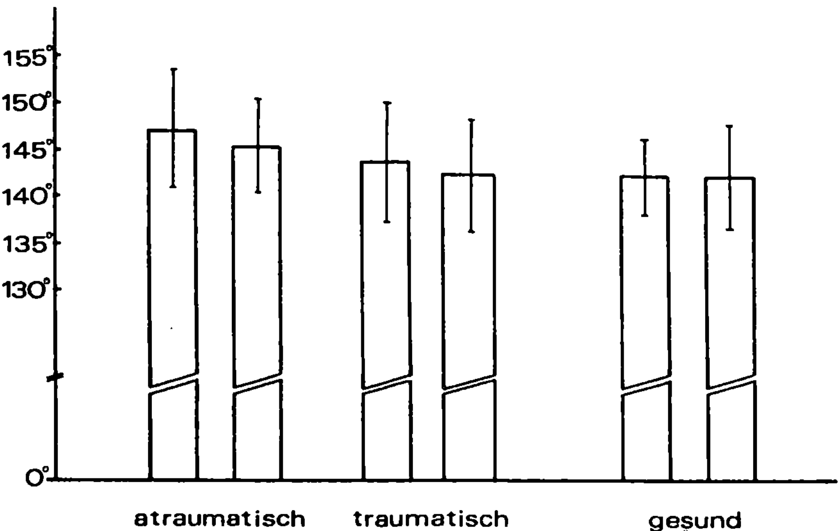

Abb. 15. Graphische Darstellung des Pektoralis-Pfannen-Winkels: signifikant höhere Werte bei der atraumatischen Gruppe im Vergleich mit der gesunden Gruppe. Anmerkung: Die gesunde Gruppe ist etwas abgerückt (s. Erläuterungen zu Abb. 14)

1.6 Krümmung der knöchernen und knorpeligen Pfanne (Abb. 16a–c)

– Knöcherne Pfanne: Aus Tabelle 10 ist zu entnehmen, daß der Pfannentyp A (flache Pfanne) in der atraumatischen Gruppe auf beiden Seiten mit 45 bzw. 40% besonders häufig vertreten war.

Tabelle 10. Krümmung der knöchernen Pfanne

Gruppe	n	A	Typ B	C	n	A	Typ B	C
		Rechte Seite				Linke Seite		
Gesund	16	2	14	0	16	3	13	0
		Atraumatisch-luxierte Seite				Zweite Seite		
Atraumatisch	20	9	11	0	20	8	12	0
		Verletzte Seite				Unverletzte Seite		
Traumatisch	18[a]	8	10	0	20	6	14	0

[a] Auf verletzter Seite 2 Patienten nicht beurteilbar (Fraktur).

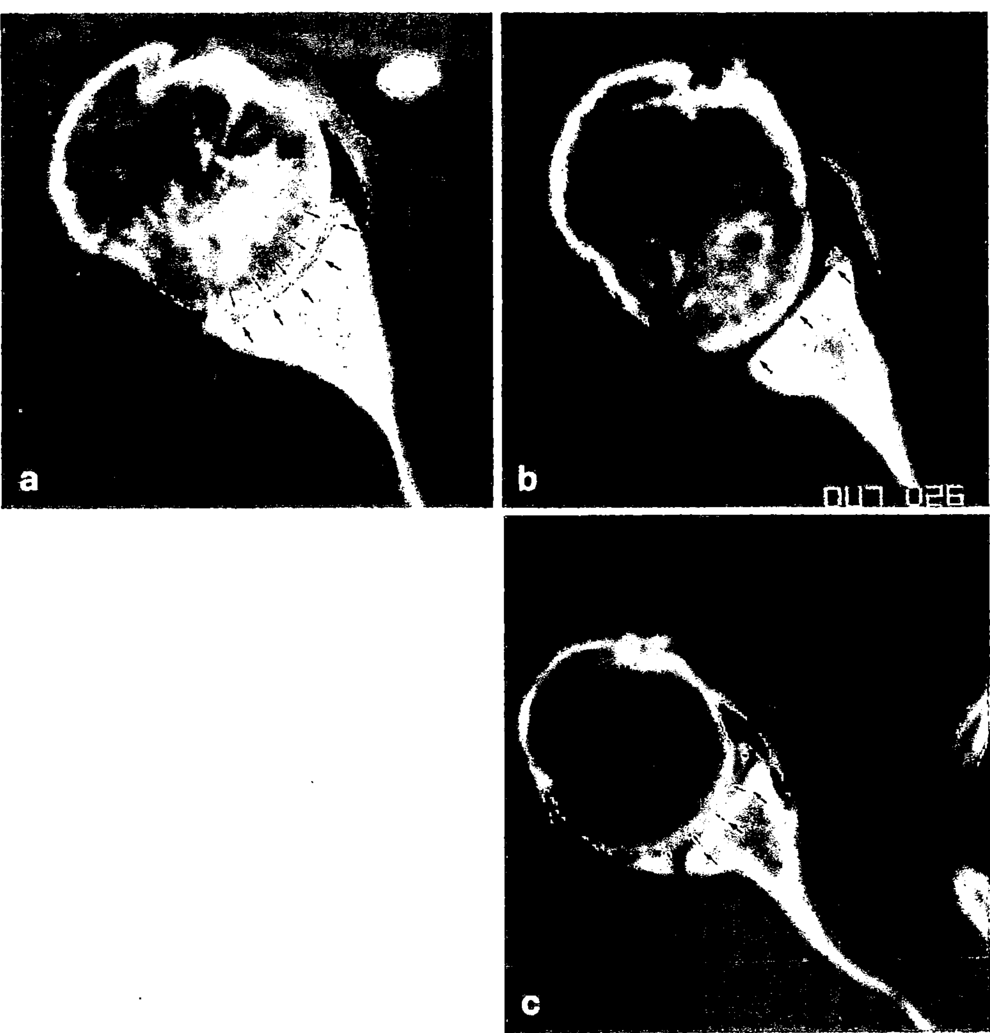

Abb. 16a–c. Knöcherne und knorpelige Pfannenkrümmung. a Knöcherne und knorpelige Pfanne gut gekrümmt, b Knöcherne und knorpelige Pfanne flach, c flache knöcherne Pfanne durch gut gekrümmte knorpelige Pfanne ausgeglichen

Auch in der traumatischen Gruppe war der Typ A mit 44 bzw. 27% immer noch deutlich häufiger anzutreffen als in der gesunden Vergleichsgruppe, wo dieser Typ nur mit 12 bzw. 18% vorhanden war. Ein Typ C (zu stark gekrümmte Pfanne) war in der gesamten Serie nicht anzutreffen.

– Knorpelige Pfanne: Aufgrund der häufigen randständigen Knorpelschäden auf der verletzten Seite der traumatischen Gruppe wurde nur die atraumatische Gruppe, die unverletzte Seite der traumatischen Gruppe sowie die gesunde Vergleichsgruppe beurteilt.

142

Wie aus Tabelle 11 hervorgeht, befanden sich in der atraumatischen Gruppe mit 16 bzw. 15% deutlich mehr Pfannen des Typs A als in der gesunden Vergleichsgruppe mit nur 6% dieses Typs auf jeder Seite. Auf der unverletzten Seite der traumatischen Gruppe lag in 10% der Fälle eine Pfanne des Typs A vor.

Tabelle 11. Krümmung der knorpeligen Pfanne

Gruppe	n	Typ A	Typ B	C	n	Typ A	Typ B	C
		Rechte Seite				Linke Seite		
Gesund	16	1	15	0	16	1	15	0
		Atraumatisch-luxierte Seite				Zweite Seite		
Atraumatisch	18[a]	3	15	0	20	3	17	0
		Verletzte Seite				Unverletzte Seite		
Traumatisch	-	-	-	-	20	2	18	0

[a] 2 Patienten nicht beurteilbar.

Bei insgesamt 6 Fällen der atraumatischen Gruppe (3 Fälle auf jeder Seite) war eine flache knöcherne Pfanne von einer ebenso flachen knorpeligen Pfanne begleitet (Abb. 16b). Auf der rechten und linken Seite der gesunden Vergleichsgruppe war dies jeweils nur bei einem Patienten der Fall. Auf der unverletzten Seite der traumatischen Gruppe lag bei 2 Patienten eine derartige Pfanne vor.

1.7 *Hill-Sachs-Läsion* (Tabelle 12)

Tabelle 12. Hill-Sachs-Läsion

Gruppe	Länge (mm)	Breite (mm)	Tiefe (mm)	Lage innerer Rand (°)
Atraumatisch	13 (8–40)	14 (8–26)	5 (2–11)	166 (130–190)
Traumatisch	17 (7–34)	19 (10–28)	7 (3–11)	173 (150–190)

In der atraumatischen Gruppe war die Hill-Sachs-Läsion in 77% der Fälle vorhanden, in der traumatischen Gruppe lag sie in 100% der Fälle vor. Wie aus Tabelle 12 hervorgeht, war die durchschnittliche Länge der Läsion bei der atraumatischen Gruppe 13 mm und bei der traumatischen Gruppe 17 mm, die durchschnittliche Breite bei der atraumatischen Gruppe 14 mm und bei der traumatischen Gruppe 19 mm sowie die durchschnittliche Tiefe bei der atraumatischen Gruppe 5 mm und bei der traumatischen Gruppe 7 mm. Die Läsionen der atraumatischen Gruppe waren in allen 3 Dimensionen signifikant kleiner als jene der traumatischen Gruppe. In gleicher Weise verhielt sich auch das aus diesen Werten errechnete Produkt (p = 0,04).

Der innere Rand der Hill-Sachs-Läsion lag bei den Läsionen der atraumatischen Gruppe bei durchschnittlich 166°, bei den Läsionen der traumatischen Gruppe bei 173°.

1.8 Bankart-Läsion

a) Labrum glenoidale (s. Tabelle 13). In der atraumatischen Gruppe war das Labrum glenoidale in 74% der Fälle (14 Fälle) verletzt, in der traumatischen Gruppe hingegen in 100% der Fälle. Abgelöst, aber in seiner Form weitgehend erhalten und meist nach medial verschoben war das Labrum glenoidale in der atraumatischen Gruppe in 9 und in der traumatischen Gruppe in 12 Fällen. Entweder nicht mehr oder nur noch als schmaler Rest war das Labrum glenoidale in der atraumatischen Gruppe in 5 und in der traumatischen Gruppe in 8 Fällen vorhanden. Bei einem Patienten der atraumatischen Gruppe war das Labrum sowohl auf der „atraumatisch-luxierten" als auch auf der „zweiten" Seite nicht erkennbar, was ein primäres Fehlen vermuten ließ.

Tabelle 13. Labrum glenoidale

Gruppe	Unverletzte Seite	Abgelöst	Destruiert	Beidseits nicht vorhanden
Atraumatisch	5	9	5	1
Traumatisch	0	12	8	0

b) Knöcherner Pfannenrand (Tabelle 14). In der atraumatischen Gruppe hat nur ein Fall (5%) mit Pfannenrandfraktur sowie ein Fall mit deutlich abgerundetem knöchernen Pfannenrand vorgelegen. In der traumatischen Gruppe befanden sich 12 Fälle (60%) mit frakturiertem Pfannenrand sowie 2 Fälle mit erodiertem knöchernen Limbus. Es ergab sich somit eine signifikant stärkere Schädigung des knöchernen Pfannenrandes bei den Patienten der traumatischen Gruppe (p = 0,002, χ^2-Test).

Tabelle 14. Knöcherner Pfannenrand

Gruppe	Unverletzt	Erodiert	Frakturiert
Atraumatisch	18	1	1
Traumatisch	6	2	12

c) Gelenkknorpel im randständigen Drittel (Tabelle 15). Bei den Patienten der atraumatischen Gruppe war der Gelenkknorpel im randständigen Drittel in 13 Fällen (65%) unverletzt geblieben, bei den Patienten der traumatischen Gruppe war dies nur bei 4 Patienten (20%) der Fall. Ebenso lag in der atraumatischen Gruppe nur ein Fall (5%) mit randständig aufgebrauchtem Gelenkknorpel vor, während es in der traumatischen Gruppe 5 Fälle (25%) waren. Die Schädigung des Gelenkknorpels war somit in der traumatischen Gruppe signifikant stärker als in der atraumatischen Gruppe (p = 0,012, χ^2-Test).

Tabelle 15. Gelenkknorpel im randständigen Drittel

Gruppe	Unverletzt	Verschmälert	Aufgebraucht
Atraumatisch	13	6	1
Traumatisch	4	11	5

2 Meßwerte aus der Leichenstudie

2.1 Vertikaler und transversaler Durchmesser der Gelenkflächen von Kopf und Pfanne (Tabelle 16)

Tabelle 16. Pfannen- und Kopfdurchmesser von 85 Leichenschultern (53 Leichen: 31 Männer und 22 Frauen); $\bar{x}$ Standardabweichung

Durchmesser	Rechts	$\bar{x}$	Links
Männer			
Pfanne:			
transversal	28,1 ± 1,83		27,7 ± 1,78
vertikal	34,6 ± 2,11		34,3 ± 2,33
Kopf:			
transversal	48,6 ± 1,81		47,8 ± 2,23
vertikal	52,7 ± 1,97		52,2 ± 1,95
Frauen			
Pfanne:			
transversal	25,3 ± 1,79		24,8 ± 1,33
vertikal	30,9 ± 2,02		30,7 ± 2,41
Kopf:			
transversal	42,3 ± 3,19		42,6 ± 2,41
vertikal	47,0 ± 3,04		46,7 ± 2,77

Die Auswertung der Daten erfolgte nach Geschlechtern getrennt. Sowohl bei den vertikalen als auch transversalen Durchmessern von Kopf und Pfanne ergaben sich zwischen der rechten und linken Seite keine signifikanten Unterschiede. Diese Feststellung traf für beide Geschlechter gleichermaßen zu. Die Mittelwerte und ihre Standardabweichungen gehen aus Tabelle 16 hervor. Beim weiblichen Geschlecht war der transversale Pfannendurchmesser um durchschnittlich 2,7–2,9 mm und der transversale Kopfdurchmesser um durchschnittlich 5,2–5,8 mm kleiner als beim männlichen Geschlecht. Der mittlere transversale Kopfdurchmesser war auf der rechten um 2,7 und auf der linken Seite um 2,2 mm größer als der computertomographisch ermittelte Durchmesser. Diese Differenz war durch den bei den Leichen mitgemessenen Gelenkknorpel am Caput humeri entstanden.

Vertikaler Glenohumeralindex (VGHI) (Tabelle 17)

Der mittlere VGHI betrug sowohl bei den Männern als auch bei den Frauen auf der rechten und linken Seite 0,66. Weder im Seitenvergleich noch beim Vergleich der Geschlechter war ein signifikanter Unterschied vorgelegen.

Tabelle 17. Vertikaler und transversaler Glenohumeralindex (Leichen)

	Rechte Seite	Linke Seite
VGHI (Männer)	0,66 ± 0,39	0,66 ± 0,40
VGHI (Frauen	0,66 ± 0,04	0,66 ± 0,53
TGHI (Männer)	0,58 ± 0,36	0,58 ± 0,33
TGHI (Frauen)	0,58 ± 0,40	0,58 ± 0,31

Transversaler Glenohumeralindex (TGHI) (Tabelle 17)

Bei den Männern betrug der mittlere TGHI auf der rechten Seite 0,58 ± 0,36, auf der linken Seite 0,58 ± 0,33.

Bei den Frauen lag der Mittelwert auf der rechten Seite bei 0,58 ± 0,40, auf der linken Seite bei 0,58 ± 0,31. Somit bestanden weder im Seitenvergleich noch beim Vergleich der Geschlechter signifikante Unterschiede.

Der an den Leichen ermittelte TGHI war geringfügig kleiner als der computertomographisch ermittelte Wert (0,63 ± 0,04). Dieser Unterschied stammte von den bereits oben erwähnten größeren Kopfdurchmessern bei den Leichenhumeri.

2.2 Labrum glenoidale

Die Verteilung der Labren entsprechend ihrer Dicke zeigt Abb. 17. Die durchschnittliche Dicke betrug 3 mm (0–5 mm). Nur in einem Fall war das Labrum glenoidale 5 mm dick, während es in 3 Fällen nicht vorhanden war.

In nur 6 Fällen lag das Alter der Leichen unter 40 Jahren. Die durchschnittliche Labrumdicke dieser 6 Fälle betrug 4 mm.

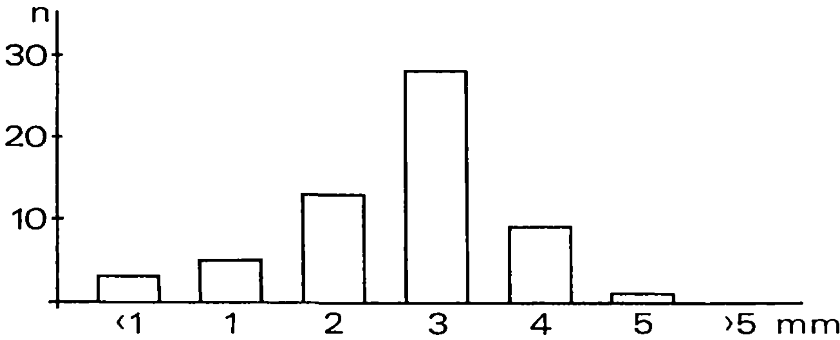

Abb. 17. Verteilung des Labrum glenoidale entsprechend der Dicke

2.3 *Kapseltyp nach DePalma* (Tabelle 18)

Tabelle 18. Kapseltyp nach DePalma (n = 59 Schultern von 36 Leichen)

Typ	n	%
I	36	61
II	0	0
III	10	17
IV	(4)[a]	(7)[a]
V	0	0
VI	9	15

[a] ( ) siehe Text!

Mit Abstand am häufigsten war der Typ I (ein Recessus oberhalb des Lig. glenohumerale medium) mit 61% vertreten. Die Kapseltypen III (jeweils ein Recessus oberhalb und unterhalb des Lig. glenohumerale medium) und VI (kein Recessus) waren mit 17 bzw. 15% etwa gleich häufig vorhanden. Ein Typ II (ein Recessus unterhalb des Lig. glenohumerale medium) und V (Lig. glenohumerale medium besteht nur aus 2 synovialen Falten) konnte nicht festgestellt werden. Der nach DePalma luxationsfördernde Typ IV (Fehlen des Lig. glenohumerale medium) war ebenfalls nicht vorhanden. In 7% der Fälle war jedoch das Lig. glenohumerale medium nur sehr schwach ausgebildet.

3 Biomechanische Untersuchungen

3.1 Außenrotationsbelastung der intakten Gelenkkapsel

Das durchschnittliche Drehmoment, das zur Ruptur einer unverletzten Gelenkkapsel durch Aufbringung einer Außenrotationsbelastung auf den Oberarm bei 90° Abduktion in der Frontalebene erforderlich war, betrug 30 Nm ± 11,7. Die Ruptur der Kapsel begann bei einer Außenrotation von durchschnittlich 150°.

Tabelle 19 und Abb. 18 zeigen die Altersabhängigkeit der Zerreißbarkeit der Kapsel. Während bei den 20- bis 40jährigen durchschnittlich 40 Nm (26–50) bis zur Kapselruptur erforderlich waren, war das notwendige Drehmoment bei den 60- bis 80jährigen signifikant niedriger, nämlich nur 24,3 Nm (15–33, p > 0,05).

Tabelle 19. Drehmoment und Kapselruptur in Abhängigkeit vom Alter

Altersgruppe	n	Durchschnitts-wert	Nm (Minimum-Maximum)	Außenrotation (°) Durchschnitts-wert	(Minimum-Maximum
20–40 Jahre	5	40	(26–50)	158	(150–170)
41–60 Jahre	8	33,5	(13–45)	151	(140–170)
61–80 Jahre	8	24,3	(15–35)	141	(130–145)

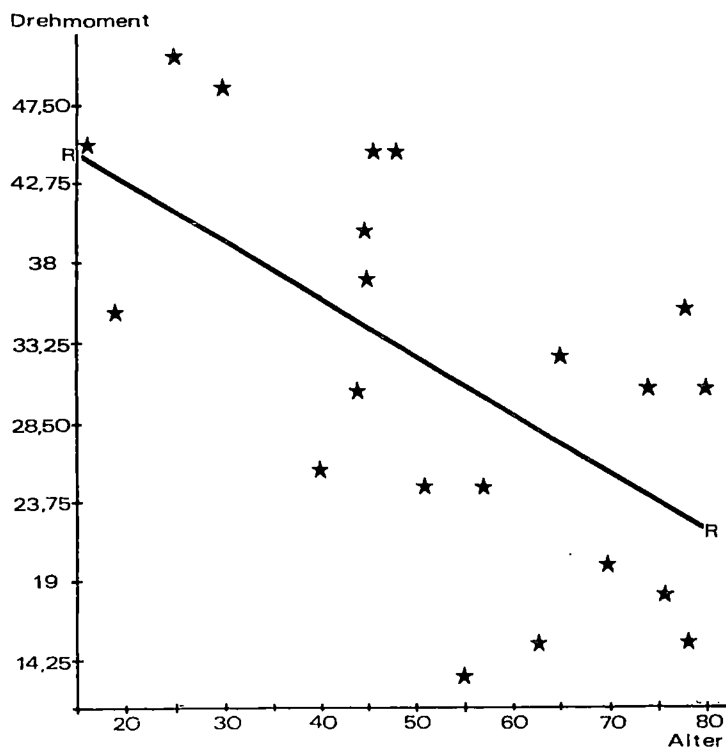

Abb. 18. Kapselruptur und Alter (ohne Banddurchtrennung); große Abhängigkeit der Zerreißbarkeit der Kapsel vom Alter

Auch die Außenrotation, bei der die Ruptur eintrat, war altersabhängig. Während bei den 20- bis 40jährigen der Kapselriß erst bei durchschnittlich 158° begann, setzte er bei den 40- bis 60jährigen schon bei durchschnittlich 141° ein.

Tabelle 20 informiert über Art und Lokalisation der Kapselrisse. Bei allen Fällen der 20- bis 40jährigen und der 41- bis 60jährigen war die Kapsel basisnahe am Labrum glenoidale gerissen, wobei in 2 bzw. 3 Fällen zusätzlich eine Knochenschale vom Pfannenrand mitausgerissen war. Bei den 61- bis 80jährigen war in 4 von 8 Fällen der Kapselriß nicht am Pfannenrand sondern am anatomischen Hals (2 Fälle) bzw. als Längsriß zwischen Lig. glenohumerale medium und Lig. glenohumerale inferius (2 Fälle) erfolgt (Abb. 19a, b).

Tabelle 20. Lokalisation der Kapselruptur in Abhängigkeit vom Alter

Altersgruppe	n	Labrum glenoidale	Labrum glenoidale + Fragment	Anatomischer Hals	Längsriß
20–40 Jahre	5	3	2	0	0
41–60 Jahre	8	5	3	0	0
61–80 Jahre	8	2	2	2	2

3.2 Außenrotationsbelastung der Gelenkkapsel nach Durchtrennung eines Bandes
(Tabelle 21)

Tabelle 21. Außenrotationsbelastung und Kapselruptur

Durchtrenntes Ligament	n	Seite mit Banddurchtrennung (Nm)	Vergleichsseite (Nm)	Außenrotation Seite mit Banddurchtrennung	Vergleichsseite	Signifikanz
Lig. glenohumerale superius	7	27,4 ± 13,2	31,7 ± 13,8	150,7 (145–160)	149 (140–170)	
Lig. glenohumerale medium	7	21,8 ± 11,4	32,1 ± 8,8	140 (130–160)	149 (140–170)	p < 0,01
Lig. glenohumerale inferius	7	19,0 ± 8,7	30,2 ± 12,7	135 (130–140)	148 (130–170)	p < 0,01

Nach Durchtrennung des Lig. glenohumerale superius betrug das durchschnittlich erforderliche Drehmoment, das für die Ruptur der Kapsel notwendig war, 27,4 Nm ± 13,2; es unterschied sich nicht signifikant von der Vergleichsseite mit intakter Kapsel (31,7 Nm ± 13,8).

Nach Durchtrennung des Lig. glenohumerale medium lag das durchschnittlich notwendige Drehmoment bei 21,8 Nm ± 11,4 und war signifikant kleiner als das Drehmoment der Vergleichsseite mit unverletzter Kapsel (32,1 Nm ± 8,8, p = 0,004). Nach

Durchtrennung des Lig. glenohumerale inferius betrug das durchschnittliche Drehmoment 19 Nm ± 8,7; es war ebenfalls signifikant kleiner als jenes der Vergleichsseite mit intakter Kapsel (30,2 Nm ± 12,7, p = 0,006).

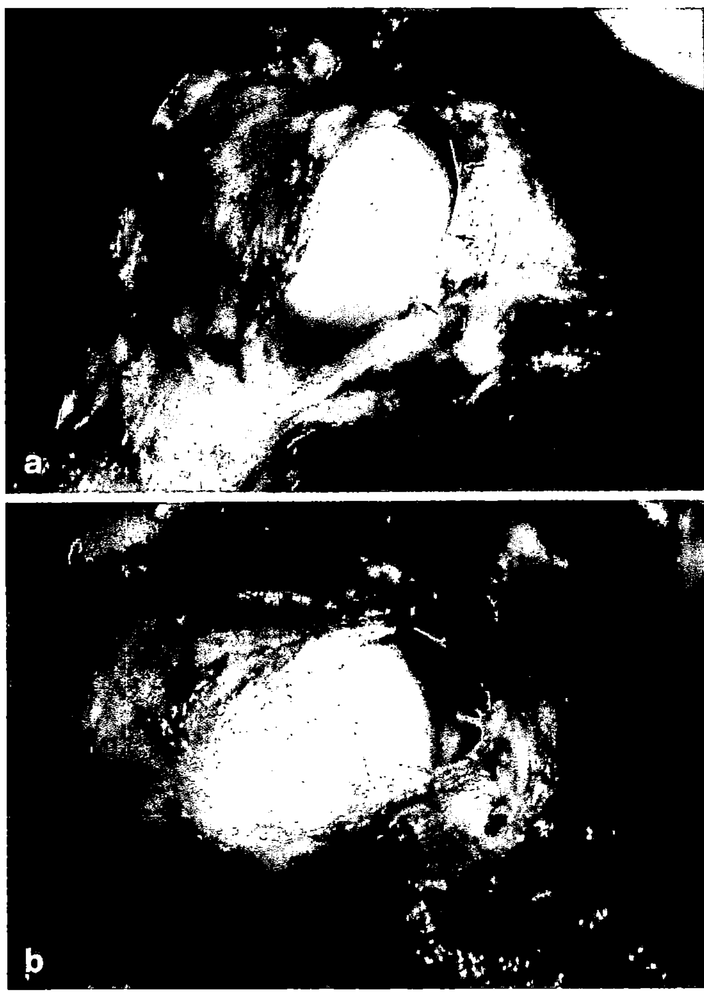

Abb. 19a, b. Kapselrupturformen: a Kapselriß entlang des Labrum glenoidale (←), b Kapselriß zwischen Lig. glenohumerale medium und Lig. glenohumerale inferius

Auch nach Durchtrennung eines Bandes blieb die Altersabhängigkeit der Zerreißbarkeit der Kapsel erhalten (Abb. 20).

Die Ruptur der Kapsel begann in der Gruppe mit durchtrenntem Lig. glenohumerale superius im Durchschnitt bei einer Außenrotation von 150,7°, in der Gruppe mit durchtrenntem Lig. glenohumerale medium bei 140° und in der Gruppe mit durchtrenntem Lig. glenohumerale inferius bei 130°.

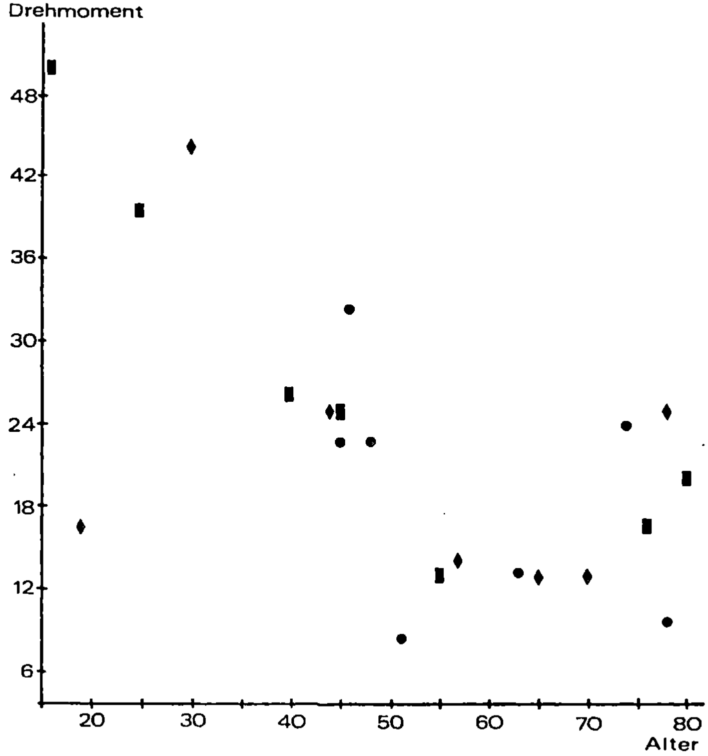

Abb. 20. Kapselruptur und Alter (mit Durchtrennung eines Bandes): Altersabhängigkeit der Zerreißbarkeit der Kapsel auch nach Banddurchtrennung erkennbar

IV Diskussion

Beim Umgang mit Schulterluxationspatienten war ein unerwartet hoher Anteil (18%) sog. „atraumatischer" Schulterluxationen aufgefallen. Es handelte sich dabei meist um normal gewachsene junge, sportlich aktive Erwachsene, denen während der Sportausübung die Schulter erstmals luxierte.

Diese atraumatische Genese wurde jedoch meist erst durch eine genaue Anamnese bekannt, da der Begriff der Sportausübung zunächst eine traumatische Genese als naheliegend erscheinen ließ. Fast immer war die unmittelbare Ursache eine forcierte Abduktions-Außenrotations-Extensions-Bewegung (Wurfbewegung, Schwimmbewegung, Hochreißen der Arme beim Sprung ins Wasser usw.). Bei der klinischen Untersuchung zeigte sich bis auf wenige Ausnahmen keine multidirektionale oder willkürliche Instabilität [55]. Es handelte sich um atraumatisch entstandene unidirektionale Luxationen. Ausgehend von der Annahme, daß solchen Luxationen prädisponierende Faktoren zu Grunde gelegen haben müssen, wurden diese Patienten nach der Doppelkontrastmethode computertomographisch untersucht und einer Gruppe von Patienten mit stabilen Schultern sowie einer Gruppe von Patienten mit traumatisch bedingter Schulterluxation gegenübergestellt.

1 Computertomographische Untersuchung

Die naheliegende Annahme eine zu kleine Pfanne oder ein zu großer Kopf könnten häufige Ursachen für das Auftreten von Luxationen sein, hat sich statistisch nicht bestätigt. Besonders der Durchmesser der Gelenkfläche des Kopfes war sowohl im Seiten- als auch im Gruppenvergleich durch große Ausgeglichenheit gekennzeichnet. Aber auch die Pfannendurchmesser waren in ihrer Größe sehr konstant. Als Folge dieser Ausgeglichenheit bei den Durchmessern waren auch die transversalen Glenohumeralindices der einzelnen Gruppen nicht signifikant verschieden. Aufgrund dieser Ergebnisse scheidet das transversale Größenverhältnis von Kopf und Pfanne als möglicher prädisponierender Faktor zumindest statistisch aus. Das bedeutet aber nicht, daß nicht in Einzelfällen extreme Größenabweichungen einen luxationsbegünstigenden Einfluß haben können.

Ein anderes Verhalten zeigte sich bei den Winkeln. Der Schulterblatt-Pfannen-Winkel (Neigung der Pfanne zum Schulterblatt) ist für die Wirkungsweise der skapulohumeralen Muskel von Wichtigkeit. Da nach Ansicht vieler Autoren [1, 17, 21, 39, 61, 63, 77, 82, 86] diese Muskel wesentliche Stabilisatoren des Schultergelenks sind, kommt diesem Winkel große Bedeutung zu. Bei den Patienten der atraumatischen Gruppe war die Retroversion der Pfanne signifikant geringer als bei der gesunden Vergleichsgruppe. Aufgrund der Beidseitigkeit der Abweichung ist dieser Winkel als eine angeborene Prädisposition dieser Gruppe aufzufassen. Im Gegensatz dazu war die traumatische Gruppe durch eine signifikante Seitendifferenz mit größeren Retroversionswerten auf der unverletzten Seite gekennzeichnet. Wegen der Einseitigkeit und der bei dieser Gruppe stärker vorhandenen Schäden am Pfannenrand ist eine sekundäre Winkeländerung durch Erosion oder Fraktur des knöchernen Pfannenrandes anzunehmen.

So wie für die skapulohumeralen Muskel die Neigung der Pfanne zum Schulterblatt von Bedeutung ist, ist für die Wirkungsweise der thorakohumeralen Muskel die Neigung der Pfanne in der Horizontalebene des Körpers von Wichtigkeit. Obwohl sich dieser Winkel mit der Körperhaltung und dem Tonus der schulterblattfixierenden Muskel ändert, konnte davon ausgegangen werden, daß durch die gleiche Lagerung aller Patienten im CT sowie der exakten Ausrichtung des Margo medialis der Skapula in der Sagittalebene eine Vergleichbarkeit trotzdem gegeben war. Es konnten aber weder im Seiten- noch im Gruppenvergleich signifikante Differenzen für diesen Winkel festgestellt werden.

Obwohl die muskuläre Stabilität des Schultergelenks durch das Zusammenspiel einer Vielzahl von Muskel gewährleistet wird, scheint unter den thorakohumeralen Muskel der Wirkungsweise des M. pectoralis major auf den Humeruskopf hinsichtlich einer vorderen Instabilität besondere Bedeutung zuzukommen [47]. Diese Annahme wird auch durch die Tatsache unterstrichen, daß es sich bei den Luxationspatienten häufig um athletische Menschen mit auffallend kräftig entwickeltem M. pectoralis major handelt. Entsprechend den EMG-Untersuchungen von Jobe [40] ist dieser Muskel zum Zeitpunkt der Umkehr von der Außenrotation in die Innenrotation im Rahmen der Wurfbewegung (kritische Luxationsphase) voll aktiv. Je näher dieser Winkel 180° kommt, desto mehr liegt die Pfannenebene in der Zugrichtung des M. pectoralis major, d. h. die Druckwirkung dieses Muskels auf die Pfanne geht zunehmend in eine Zugwirkung über. Die Größe dieses Winkels ist somit abhängig von der Neigung der Pfanne in der horizontalen Körperebene und von der Form des Thorax. Dieser Winkel war ebenfalls auf beiden Seiten der atraumatischen Gruppe signifikant größer als bei der gesunden Vergleichsgruppe. Wie schon beim Schulterblatt-Pfannen-Winkel war auch dieser Winkel auf beiden Seiten in gleicher Weise vergrößert. Aufgrund der Beidseitigkeit muß auch hier eine primär vorbestehende Disposition angenommen werden, wenngleich auch durch die vorher angeführten Einwände (Körperhaltung, Muskeltonus) mit einem gewissen Vorbehalt.

Ebenfalls als eine Prädisposition für eine Schulterluxation muß die geringere knöcherne und knorpelige Pfannenkrümmung bei den atraumatischen Luxationspatienten gesehen werden. Mit 45% auf der „atraumatisch-luxierten" Seite und 40% auf der „zweiten" Seite war der Gelenktyp A nicht nur innerhalb der atraumatischen Gruppe etwa gleich verteilt, sondern wies damit auch einen ungleich höheren Anteil dieses Typs auf als die gesunde Vergleichsgruppe. Etwas niedriger als in der atraumatischen Gruppe war der Prozentsatz auf der verletzten Seite der traumatischen Gruppe, wobei jedoch eine deutliche Seitendifferenz zur unverletzten Seite bestand. Somit muß auch hier aufgrund der Beidseitigkeit für die atraumatische Gruppe eine Prädisposition angenommen werden, während für die verletzte Seite der traumatischen Gruppe eine sekundäre Abflachung anzunehmen ist.

Ähnlich wie bei den knöchernen Pfannen waren auch bei den knorpeligen Pfannen mehr Pfannen des Typs A in der atraumatischen Gruppe zu finden als in der gesunden Vergleichsgruppe. Der absolute Anteil war jedoch aufgrund der normalerweise stärker gekrümmten knorpeligen Pfanne [57] wesentlich geringer als bei den knöchernen Pfannen. Im Unterschied zu Saha [79] war der Typ C (Pfanne ist stärker gekrümmt als der Kopf) nicht vorhanden.

Eine geringe oder fehlende knöcherne Pfannenkrümmung wird meist durch eine gut gekrümmte knorpelige Pfanne ausgeglichen. Wie die Ergebnisse aber zeigen, war dies besonders in der atraumatischen Gruppe in einigen Fällen nicht so. In solchen Fällen ist eine ständige Gleittendenz des Kopfes hin zum Pfannenrand mit resultierendem dynamischen Ungleichgewicht gegeben. Solche Pfannen müssen als besonders luxationsbegünstigend angesehen werden. Aber selbst wenn eine flache knöcherne Pfanne durch eine gut gekrümmte knorpelige Pfanne ausgeglichen wird, ist eine solche Pfanne aufgrund der mangelnden randständigen knöchernen Abstützung des Knorpels bzw. des Labrums gegenüber dorsal oder seitlich einwirkenden Scherkräften weniger widerstandsfähig als eine gut gekrümmte knöcherne Pfanne.

Die luxationsbedingten sekundären Veränderungen weisen auf eine größere Druck- und Scherkraftentwicklung z. Z. des Luxationsvorgangs bei traumatischer Luxation hin. Alle vom Luxationsvorgang betroffenen Strukturen zeigten einen signifikant höheren Zerstörungsgrad als bei atraumatischer Luxation. Die Hill-Sachs-Läsion war signifikant länger, breiter und tiefer, das Labrum glenoidale öfter und schwerer verletzt und auch der knöcherne Pfannenrand war signifikant schwerer beschädigt als bei atraumatischer Luxation. Als Folge der höheren Druck- und Scherkräfte war auch der Gelenkknorpel im randständigen Drittel im Bereich des Gleitweges signifikant schwerer lädiert.

2 Untersuchungen an der Leiche

Wie schon bei den computertomographisch gemessenen Parametern haben auch die Messungen der vertikalen und transversalen Durchmesser an Kopf und Pfanne der Leichen keine signifikanten Differenzen zwischen rechter und linker Seite gezeigt. Die computertomographisch gemessenen Durchmesser der Gelenkfläche des Kopfes waren um etwa 2 mm kleiner als die Werte an der Leiche. Diese Differenz war durch den Gelenkknorpel am Humeruskopf der Leiche verursacht, welcher vor der Messung nicht entfernt worden war [26]. Die auf anthropometrischer Basis errechneten transversalen Glenohumeralindices waren daher etwas kleiner als die computertomographisch ermittelten Werte.

Sowohl die computertomographischen Ergebnisse als auch die Messung an den Leichen haben deutlich kleinere Durchmesser der Humerusköpfe und Pfannen beim weiblichen Geschlecht aufgewiesen, wobei aber das Größenverhältnis von Kopf und Pfanne sowohl transversal als auch vertikal jenem des männlichen Geschlechts entsprach.

Alle computertomographisch oder anthropometrisch erhobenen Durchmesser und Winkel haben sowohl bei der gesunden Vergleichsgruppe als auch bei den Leichen keine signifikante Seitendifferenz zwischen rechter und linker Seite erkennen lassen. Die gleiche Aussage kann für alle erhobenen Durchmesser und Winkel bei der atraumatischen Luxationsgruppe gemacht werden, da kein einziger der gemessenen Paramter eine signifikante Seitendifferenz aufwies. Aus diesen beiden Erkenntnissen kann der Schluß gezogen werden, daß beim Menschen die Schultergelenke hinsichtlich der erhobenen Parameter gleich angelegt sind, gleichgültig ob eine Abnormität vorliegt oder nicht. Des weiteren kann geschlossen werden, daß die fast immer einseitig auf der verletzten Seite vorhandenen Abweichungen bei der traumatischen Gruppe durch sekundäre Veränderungen entstanden sind, was auch durch die Ergebnisse der Pfannenrandbeurteilung be-

154

stätigt wird. Da die unverletzte Seite der traumatischen Gruppe sich in keinem Parameter von der gesunden Vergleichsgruppe signifikant unterschied, ist anzunehmen, daß sich auch die verletzte Seite bis zur Erstluxation nicht von der gesunden Gruppe unterschieden hatte. Daraus läßt sich wiederum ableiten, daß grundsätzlich jedes „gesunde" Schultergelenk eine Luxation erleiden kann, vorausgesetzt es liegt ein adäquates Trauma vor. Es versteht sich von selbst, daß geringgradig vorhandene prädisponierende Faktoren die für eine Luxation erforderliche Gewalteinwirkung herabsetzen.

Für das Vorhandensein von prädisponierenden Faktoren an beiden Seiten eines Menschen spricht auch das gehäufte Auftreten von beidseitigen Luxationen bei der atraumatischen Gruppe. Beim Vergleich innerhalb der „zweiten" Seite der atraumatischen Gruppe zwischen der unverletzten Seite jener Patienten mit nur einseitiger Luxation und der „zweiten" Seite jener Patienten mit beidseitiger Luxation konnte kein signifikanter Unterschied gefunden werden. Daraus kann wiederum gefolgert werden, daß jene Patienten mit nur einseitiger atraumatischer Luxation die Luxation der „zweiten" Seite eben noch nicht erlebt haben.

Das Labrum glenoidale war in seiner Dicke von Mensch zu Mensch recht unterschiedlich ausgebildet. Da dieser pfanneneintiefenden Struktur von vielen Autoren große stabilisierende Bedeutung beigemessen wird [2, 21, 52], kann ein schwach ausgebildetes oder gar fehlendes Labrum glenoidale nicht ohne Wirkung auf die Stabilität des Schultergelenks sein. In 3 Fällen fehlte das Labrum glenoidale. Die Gelenkkapsel schien unmittelbar aus dem Periost bzw. aus dem hyalinen Gelenkknorpel zu entspringen. Bei diesen Menschen lagen ausgeprägte Randosteophyten vor. Die Veränderlichkeit des Labrum glenoidale durch Degenerationsprozesse (Lebensalter!) wurde bereits beschrieben [21, 33]. Die eigenen Untersuchungen zeigten eine Abnahme der Dicke des Labrum glenoidale mit zunehmendem Alter. Diese Degeneration des Labrum glenoidale könnte eine Erklärung für den 2. Altersgipfel von Erstluxationen um das 50. Lebensjahr sein [15, 73].

Bei der Untersuchung der sorgfältig präparierten Gelenkkapseln von außen und innen konnte eine gewisse Variabilität in der Anordnung der Recessus synoviales, und damit geringfügig auch der Verstärkungsbänder, gefunden werden. Es wurde versucht, die verschiedenen Formen entsprechend den Kapseltypen nach DePalma zuzuordnen, wobei eine gewisse Subjektivität nicht auszuschließen war. Im Unterschied zu den von DePalma angegebenen Daten wurde eine viel größere Zahl an Kapseln vom Typ I mit nur einem Recessus oberhalb des Lig. glenohumerale medium gefunden. Bei den Kapseln vom Typ III war der Recessus unterhalb des Lig. glenohumerale medium oft nur angedeutet vorhanden. Gelenkkapseln mit fehlendem Lig. glenohumerale medium (Typ VI) waren nicht vorhanden. In 7% der Fälle war das Band jedoch nur angedeutet. Aufgrund der biomechanischen Ergebnisse im Belastungsversuch muß einem schwach ausgebildeten Lig. glenohumerale medium bei einer Abduktion von 90° eine destabilisierende Bedeutung zukommen. Gelenkkapseln mit fehlendem Lig. glenohumerale inferius, welches eine breite flächige Kapselverstärkung darstellt, lagen nicht vor.

3 Biomechanische Untersuchungen

Bei einer Armabduktion von 90° im Schultergelenk und Außenrotation gleitet der Unterrand des M. subscapularis am Humeruskopf hoch, so daß der vordere untere Bereich des Caput humeri bei dieser Armstellung nicht muskulär gesichert ist [89]. Einzige Barriere gegen das Hinausgleiten des Humeruskopfes nach vorne unten bildet die Gelenkkapsel bzw. ihre Verstärkungsbänder. Für die Rekonstruktion der Gelenkkapsel im Rahmen der Bankart-Operation [3, 4, 9, 16, 74] ist es wichtig zu wissen, welche Kapselanteile bei einer typischen Luxationsbewegung (Abduktion-Außenrotations-Bewegung) beansprucht und daher besonders sorgfältig rekonstruiert werden müssen.

Die Versuchsanordnung mit der Fragestellung der Belastbarkeit der Kapsel auf Außenrotation bei 90° Abduktion in der Frontalebene entspricht weitgehend dem Luxationsmechanismus bei atraumatischer Erstluxation bzw. bei rezidivierender Luxation.

Die Verstärkungsbänder sind normalerweise auf der Innenseite der Kapsel besser zu sehen als an der Außenseite. Durch sorgfältige Präparation waren aber die Faserzüge auch von außen gut abgrenzbar. An der intakten Kapsel war die große Altersabhängigkeit des Eintretens der Kapselruptur ein herausragendes Merkmal. Das für eine Kapselruptur durchschnittlich erforderliche Drehmoment war bei den 60- bis 80jährigen signifikant geringer als bei den 20- bis 40jährigen. Dementsprechend trat auch die Ruptur der Kapsel schon bei geringerer Außenrotation ein als bei der jüngeren Vergleichsgruppe.

Auch die Lokalisation der Kapselruptur war altersabhängig. Während der Kapselriß bei der jüngeren Gruppe ausschließlich basisnahe am Labrum glenoidale, z. T. auch mit Abriß einer Knochenschale, erfolgte, gab es bei der älteren Gruppe in der Hälfte der Fälle Längsrisse zwischen den Ligg. glenohumerale medium und inferius bzw. Rupturen nahe dem anatomischen Hals. Ähnliche Beobachtungen wurden auch von anderen Autoren gemacht [33]. Die geringere Reißfestigkeit der Kapsel mit fortschreitendem Alter könnte eine weitere Erklärung für das häufige Auftreten von Erstluxationen um das 50. Lebensjahr sein, wenn bei noch voller körperlicher und muskulärer Aktivität bereits eine Schwächung der Kapselstrukturen vorliegt.

Nach Durchtrennung des Lig. glenohumerale superius bestand kein signifikanter Unterschied zur Gruppe ohne Banddurchtrennung. Das bedeutet, daß bei einer Abduktion von 90° das Lig. glenohumerale superius keinen wesentlichen Einfluß auf die vordere Stabilität des Schultergelenks hat. Die stabilisierende Bedeutung dieses Bandes dürfte bei geringerer Abduktion liegen. Nach Durchtrennung der Ligg. glenohumerale medium und inferius war das durchschnittliche Drehmoment bei beiden Bändern signifkant geringer als auf der Vergleichsseite. Das notwendige Drehmoment nach Durchtrennung des Lig. glenohumerale inferius war wohl niedriger als nach Durchtrennung des Lig. glenohumerale medium, der Unterschied war jedoch nicht signifikant. Diese beiden Bänder sind bei einer Abduktion von 90° in der Frontalebene für die vordere untere Stabilität des Glenohumeralgelenks etwa gleichermaßen verantwortlich. Diese Feststellung widerspricht geringfügig der Aussage von Turkel [89], der bei seinen Untersuchungen bei 90° Abduktion v. a. das Lig. glenohumerale inferius als stabilisierenden Faktor fand. Allerdings unterschied sich die Versuchsanordnung insofern, als daß Turkel über Zunahme der Außenrotation nach serienweiser Durchtrennung der Bänder auf den stabilisierenden Effekt der einzelnen Bänder schloß.

Die Außenrotation bei der die Kapselruptur einsetzte, verringerte sich, ausgehend vom Lig. glenohumerale superius bis zum Lig. glenohumerale inferius, zunehmend, wobei die Abnahme zwischen den Ligg. glenohumerale medium und inferius kleiner war, als zwischen den Ligg. glenohumerale superius und medium. Auch diese Tatsache unterstreicht die stabilisierende Bedeutung der unteren Bänder bei dieser Armbewegung.

V Schlußfolgerungen

1 Erkenntnisse

- Beim einzelnen Menschen unterscheiden sich die Durchmesser und Winkel beider Schultern statistisch nicht voneinander. Das betrifft sowohl die normal als auch die abnorm angelegte Schulter.
- Für die atraumatische Schulterluxation konnten als prädisponierende Faktoren eine verminderte Retroversion der Pfanne, eine flache knöcherne oder knorpelige Pfanne sowie ein zu großer Pektoralis-Pfannen-Winkel gefunden werden. Immer sind solche Abweichungen beidseits angelegt.
- Für die traumatisch bedingte Schulterluxation konnten keine eindeutigen prädisponierenden Faktoren gefunden werden. Veränderungen der Meßgrößen waren einseitig und aller Wahrscheinlichkeit nach sekundär verursacht.
- Das transversale Größenverhältnis von Kopf und Pfanne (TGHI) war bei allen Untersuchten unabhängig von Gruppenzugehörigkeit oder Geschlecht statistisch gleich. Ein Mißverständnis als prädisponierender Faktor scheidet damit zumindest statistisch aus.
- Aufgrund der Meßergebnisse im knöchernen und knorpeligen Bereich kann angenommen werden, daß jede „gesunde" Schulter bei adäquater äußerer Gewalteinwirkung eine Schulterluxation erleiden kann.
- Die im Rahmen einer traumatischen Luxation aufgetretenen Schäden an Kopf und Pfanne sind signifikant schwerer als bei atraumatischen Luxationen.
- Das Labrum glenoidale ist in seiner Dicke recht unterschiedlich ausgebildet und kann sogar fehlen. Es verliert mit zunehmendem Alter an Dicke.
- Bei einer Abduktion des Arms von 90° in der Frontalebene und Außenrotation sind die Ligg. glenohumeralia medium und inferius etwa gleichermaßen für die vordere untere Stabilität verantwortlich.
- Mit zunehmendem Alter nimmt die Reißfestigkeit der Kapsel stark ab.
- Für den 2. Altersgipfel von Erstluxationen, der um das 50. Lebensjahr auftritt, sind somit ein degeneriertes Labrum glenoidale und eine verminderte Reißfestigkeit der Kapsel bei noch großer körperlicher Aktivität als disponierende Faktoren anzuführen.

VI Therapeutische Konsequenzen

- Eine zu geringe Retroversion oder gar Anteversion der Pfanne sollte durch Osteotomie der Pfanne oder des Pfannenrandes korrigiert werden.
- Bei zu flacher knöcherner oder knorpeliger Pfanne sollte der knöcherne Pfannenrand durch Spaneinfalzung angehoben werden.
- Das Muskeltraining an der Schulter sollte ausgeglichen sein und auch die Außenrotatoren (M. infraspinatus und M. teres minor) miteinbeziehen, um v. a. ein Übergewicht des M. pectoralis major zu vermeiden.
- Große Schäden am knöchernen Limbus sind durch eine Pfannenrandplastik mit Rekonstruktion des knöchernen Pfannenrandes zu behandeln.
- Im Rahmen der Bankart-Operation ist auf eine sorgfältige Reinsertion der Ligg. glenohumerale medium und inferius gleichermaßen zu achten.
- Bei schwach ausgebildetem Lig. glenohumerale medium ist ein Kapsel-T-Shift nach Neer [55] mit türflügelartiger Doppelung der Kapsel angezeigt.

VII Zusammenfassung

Ausgehend von der Annahme, daß einer habituellen (atraumatischen) Schulterluxation prädisponierende luxationsbegünstigende Faktoren zu Grunde liegen müssen, oder daß solche Faktoren eine traumatische Luxation erleichtern können, wurden computertomographische, anthropometrische und biomechanische Untersuchungen vorgenommen. Ziel der Arbeit war die Suche nach prädisponierenden Faktoren im knöchernen, knorpeligen und kapsulären Bereich.

Für die computertomographische Studie wurden insgesamt 112 Schultern an 56 Patienten nach der Doppelkontrastmethode computertomographisch untersucht. Bei 20 Patienten hatte eine atraumatische und bei 20 eine traumatische Schulterluxation vorgelegen. Bei den übrigen 16 Personen waren die Schultern stabil. Diese Gruppe diente als Vergleichsgruppe. An Parametern wurde der Durchmesser der Gelenkfläche von Kopf und Pfanne, das daraus errechnete Größenverhältnis, der Schulterblatt-Pfannen-Winkel, die horizontale Pfannenneigung und der Pektoralis-Pfannen-Winkel ermittelt. Die Ergebnisse wurden sowohl einem Seiten- als auch Gruppenvergleich unterzogen. Außerdem wurden die Strukturen des vorderen Pfannenrandes (Labrum glenoidale, Gelenkknorpel und knöcherner Pfannenrand) entsprechend einer Einteilung nach Verletzungsgraden beurteilt.

Die Untersuchungen an den Leichen umfaßten insgesamt 127 Schultergelenke an 74 Leichen. Bei 85 Schultergelenken (53 Leichen) wurden die transversalen und vertikalen Pfannen- und Kopfdurchmesser gemessen und zusammen mit dem daraus errechneten vertikalen und transversalen Kopf-Pfannen-Größenverhältnis im Seiten- und Geschlechtsvergleich beurteilt.

Bei 59 Schultergelenken (36 Leichen) wurde die vordere Gelenkkapsel auf Variationen in der Anordnung der Kapselbänder bzw. Recessus synoviales untersucht und der Kapseltypeneinteilung nach DePalma zugeordnet. Auch wurde das Labrum glenoidale bei 5 Uhr (rechte Schulter) quer zur Faserrichtung eingeschnitten und dessen Dicke bestimmt.

Im Rahmen eines biomechanischen Belastungsversuchs an 42 frischen Schultergelenken (21 Leichen) wurde die stabilisierende Bedeutung der einzelnen Kapselbänder getestet. Dafür wurden die Schultergelenke nach sorgfältiger Präparation der vorderen Gelenkapsel bei 90° Abduktion in der Frontalebene auf Außenrotation belastet und das für die Kapselruptur bzw. Luxation erforderliche Drehmoment ermittelt. Bei 21 Schultern wurde dieser Versuch bei intakter Kapsel durchgeführt; bei den anderen 21 Schultern wurde der gleiche Versuch nach Durchtrennung eines der 3 Kapselbänder unternommen, wobei für jedes der 3 Bänder 7 Schultern an 7 verschiedenen Leichen verwendet wurden.

Die computertomographischen Ergebnisse ließen eine große Ausgeglichenheit der gemessenen Durchmesser und Winkel zwischen beiden Seiten eines Menschen sowohl bei der gesunden Vergleichsgruppe als auch bei der atraumatischen Gruppe erkennen. In der traumatischen Gruppe gab es bei einigen Parametern Seitendifferenzen, wobei die Abweichungen immer nur die verletzte Seite betrafen, während die unverletzte Seite keine Abweichung von der gesunden Vergleichsgruppe aufwies. Aufgrund der Einseitigkeit und der insgesamt schwereren Schäden am Pfannenrand mußte für diese Abweichungen eine sekundäre Genese angenommen werden.

Im Gruppenvergleich war der Schulterblatt-Pfannen-Winkel der atraumatischen Gruppe signifikant kleiner, der Pektoralis-Pfannen-Winkel der atraumatischen Gruppe signifikant größer als die entsprechenden Winkel der gesunden Vergleichsgruppe. Außerdem war die knöcherne und knorpelige Pfannenkrümmung bei der atraumatischen Gruppe deutlich geringer als bei der gesunden Vergleichsgruppe.

Diese Abweichungen waren immer beidseitig angelegt und müssen als vorbestehende prädisponierende Luxationsfaktoren angesehen werden.

Die computertomographische Pfannenrandbeurteilung von Labrum glenoidale, knöchernem Pfannenrand und Gelenkknorpel ergab signifikant schwerere Schäden bei der traumatischen Gruppe. Das Labrum glenoidale war in der atraumatischen Gruppe in 74%, in der traumatischen Grupe in 100% der Fälle verletzt. Die Hill-Sachs-Läsion war in der atraumatischen Gruppe in 77% und in der traumatischen Gruppe in 100% der Fälle vorhanden. Diese Läsion war in der traumatischen Gruppe signifikant größer als in der atraumatischen.

Die Messung der Kopf- und Pfannendurchmesser bei den Leichen ergab keine signifikanten Unterschiede zwischen der rechten und linken Seite. Die vertikalen und transversalen Kopf-Pfannen-Größenverhältnisse waren durch große Ausgeglichenheit gekennzeichnet und zeigten weder im Seiten- noch im Geschlechtsvergleich signifikante Unterschiede. Das Labrum glenoidale zeigte von Fall zu Fall sehr unterschiedliche Stärke, wobei seine Dicke mit zunehmendem Alter abnahm. Variationen in der Anordnung der Kapselbänder bzw. der Recessus synoviales waren z. T. beträchtlich, wobei in 7% der Fälle ein nur sehr schwach ausgebildetes Lig. glenohumerale medium vorlag.

Die Reißfestigkeit der Gelenkkapsel zeigte sowohl bei intakter Kapsel als auch nach Banddurchtrennung große Altersabhängigkeit. Bei 90° Abduktion des Arms im Schultergelenk waren die Ligg. glenohumeralia medium und inferius etwa gleichermaßen für die vordere Stabilität des Schultergelenks verantwortlich, während das Lig. glenohumerale superius nur geringe stabilisierende Bedeutung bei dieser Armstellung hatte.

Literatur

1. Adams JC (1948) Recurrent dislocation of the shoulder. J Bone Joint Surg [Br[30: 26
2. Andrews JR, Carson WG, Mc Leod WD (1985) Glenoid labrum tears related to the long head of the biceps. Am J Sports Med 13: 337–341
3. Bankart ASB (1923) Recurrent or habitual dislocation of the shoulder joint. Br Med J 2: 1123–1133
4. Bankart ASB (1938) The pathology and treatment of recurrent dislocation of the shoulder joint. Br J Surg 26: 23–29
5. Barton NJ (1982) Anteversion of the shoulder – a rare clinical sign. In: Bayley I, Kessel L (eds) Shoulder surgery. Springer, Berlin Heidelberg New York
6. Basmajian JV (1967) Muscles alive: Their functions revealed by electromyography. Williams & Wilkins, Baltimore
7. Bateman JE (1978) The shoulder and neck, 2nd eds. Saunders, Philadelphia, p 506
8. Bayley JIL, Kessel L (1978) Posterior dislocation of the shoulder. J Bone Joint Surg [Br] 60: 440
9. Beck E (1969) Die habituelle Schulterverrenkung. Enke, Stuttgart
10. Bernageau J, Patte D, Debeyre J, Ferrane J (1976) Intérêt du profil glénoidien dans les luxations récidivantes de l'épaule. Rev Chir Orthop 62 [Suppl II]: 142–147
11. Blazina ME, Satzman JS (1969) Recurrent anterior subluxation of the shoulder in athletics: A distinct entity. In Proceedings of the American Academy of Orthopaedic Surgeons. J Bone Joint Surg [Am] 51: 1037–1038
12. Bost FC, Inman VT (1942) The pathological changes in recurrent dislocation of the shoulder: A report of Bankart's operative procedure. J Bone Joint Surg 24: 595–613
13. Broca A, Hartmann H (1890) Contribution à l'étude des luxations de l'épaule. Bulletins de la Société Anatomique de Paris 5 me Serie 4: 312
14. Broca A, Hartmann H (1890) Contribution à l'étude des luxations de l'épaule (Luxations anciennes, luxations recidivantes). Bulletins de la Société Anatomique de paris 5 me Serie 4: 416
15. Buchinger W (1976) Wann und wie häufig wird aus einer frischen Schulterverrenkung eine habituelle (rezidivierende) Schulterverrenkung? Hefte Unfallheilkd 126: 125–128
16. Bunnell ST, Böhler J (1958) Die Chirurgie der hand. Maudrich, Wien (1. dtsch Aufl)
17. Cain RP, Mutschler TA, Fu FH, Kwon Lee S (1987) Anterior stability of the glenohumeral joint. Am J Sports Med 15: 144–148
18. Cyprien JM, Vasey HM, Burdet A, Bonvin JC, Kritsikis N, Vuagnat P (1983) Humeral retrotorsion and glenohumeral relationship in the normal shoulder and in recurrent anterior dislocation (scapulometry). Clin Orthop Relat Res 175: 817
19. Debevoise NT, Hyatt GW, Townsend GB (1971) Humeral torsion in recurrent shoulder dislocations. A technique of determination by x-ray. Clin Orthop Relat Res 76: 87–93
20. De Palma AF (1963) Results following a modified Magnuson procedure in recurrent dislocation of the shoulder. Surg Clin North Am 43: 1651–1652
21. De Palma AF (1973) Surgery of the shoulder, 3rd edn. Lippincott, Philadelphia
22. De Palma AF, Cooke AJ, Prabhakar M (1967) The role of the subscapularis in recurrent anterior dislocations of the shoulder. Clin Orthop 54: 35–48
23. Deutsch AL, Resnick D, Mink JH et al. (1984) Computed and conventional arthrotomography of the glenohumeral joint: normal anatomy and clinical experience. Radiology 153: 603–609
24. Dickson JW, Devas MB (1957) Bankart's operation for recurrent dislocation of the shoulder. J bone Joint Surg [Br] 39: 114
25. Du Toit GT, Roux D (1956) Recurrent dislocation of the shoulder (A twenty-four year study of the Johannesburg stapling operation). J Bone Joint Surg [Am] 38: 1
26. Fick R (1904) Handbuch der Anatomie und Mechanik der Gelenke. In: Bardeleben von (Hrsg) Handbuch der Anatomie des Menschen, Bd 2, Sekt 1, Teil 1. Fischer, Jena, S 163–187

27. Freedman L, Munro RR (1966) Abduction of the arm in the scapular Plane: Scapular and glenohumeral movements- a roentgenographic study. J bone Joint Surg [Am],48: 1503–1510
28. Gerber CH, Ganz R (1984) Clinical assessment of instability of the shoulder. J Bone Joint Surg [Br] 66: 551–556
29. Habermeyer P, Kaiser E, Knappe M, Kreusser T, Wiedemann E (1987) Zur funktionellen Anatomie und Biomechanik der langen Bicepssehne. Unfallchirurg 90: 319–329
30. Hardegger F (1978) Technik und Ergebnisse der subcapitalen Humerusdrehosteotomie bei vorderer habitueller Schulterluxation. Orthopäde 7: 160–170
31. Henderson MS (1949) Tenosuspension operation for recurrent or habitual dislocation of the shoulder. Surg Clin North Am 29: 997
32. Hermodsson MS (1934) Roentgenologische Studien über die traumatischen und habituellen Schultergelenksverrenkungen nach vorn und nach unten. Acta Radiol (Suppl) 20: 1173
33. Hertz H (1984) Die Bedeutung des Limbus glenoidalis für die Stabilität des Schultergelenkes. Wien Klin Wochenschr 96/14 (Beilage)
34. Hill HA, Sachs MD (1940) The grooved defect of the humeral head: A frequently unrecognized complication of dislocations of the shoulder. Radiology 35: 690
35. Hovelius L, Eriksson K, Fredin H, Hagberg G, Weckström J, Thorling J (1982) Incidence and prognosis of shoulder dislocation: A preliminary communication. In: Bayley J, Kessel L (eds) Shoulder Surgery, Springer, Berlin Heidelberg New York, p 73
36. Hybbinette S (1932) De la transplantation d'un fragment osseus pour remédier aux luxations récidivantes de l'épaule; constations et résultats operatoires. Acta Chir Scand 71: 411
37. Inman VT, Saunders JB, Abbott LC (1944) Observations on the function of the shoulder joint. J Bone Joint Surg 26: 130
38. Jäger M, Wirth CJ (1978) Kapselbandläsionen. Biomechanik, Diagnostik und Therapie. Thieme, Stuttgart
39. Jens J (1964) The role of the subscapularis muscle in recurring dislocation of the shoulder. J Bone Joint Surg [Br] 46: 780–781
40. Jobe FW, Tibone JE, Perry J et al. (1983) An EMG analysis of the shoulder in throwing and pitching. Am J Sports Md 11: 3–5
41. Kapandji IA (1982) The shoulder. Clinics in rheumatic deseases 8: 595–616
42. Kapandji IA (1984) Funktionelle Anatomie der Gelenke, Bd 1: Obere Extremität. Enke, Stuttgart
43. Kazar B, Belovszky E (1969) Prognosis of primary dislocation of the shoulder. Arch Orthop Scand 40: 216–224
44. Laumann U, Kramps HA (1984) computertomography on recurrent shoulder dislocation. In: Bateman JE, Welsh RP (eds) Surgery of the shoulder. Decker, Philadelphia, p 84
45. McLaughlin HL (1960) Recurrent anterior dislocation of the shoulder, morbid anatomy. Am J Surg 99: 628–631
46. Magnuson PB (1945) Treatment of recurrent dislocation of the shoulder. Surg Clin North Am 25: 1420
47. Magnuson PB, Stack JK (1943) Recurrent dislocation of the shoulder. JAMA 123: 889
48. Malgaigne JF (1855) Traité des fracture et des luxations. Ballière, Paris
49. Merle d'Aubigné R (1982) Éléments de mechanique de l'épaule. Rev Chir Orthop 68: 509–515
50. Morgan CD, Bodenstab AB (1987) Arthroscopic Bankart Suture Repair: Technique and early results. Arthroscopy 3: 111–122
51. Morton KS (1977) The unstable shoulder: Recurrent subluxation. In: Proceedings of the Canadian Orthopaedic Association. J Bone Joint Surg [Br] 59/4: 508
52. Moseley HF, Overgaard B (1962) The anterior capsular mechanism in recurrent dislocation of the shoulder (morphological and clinical studies with special reference to the glenoid labrum and the glenohumeral ligaments). J Bone Joint Surg [Br] 44: 913–927
53. Müller-Färber J, Müller KH (1982) Präoperative Röntgendiagnostik bei rezidivierender Schultergelenksluxation. Unfallheilkunde 85: 369–376
54. Müntener M (1981) Funktionelle Anatomie des Schultergürtels. Helv Chir Acta 48: 523–532
55. Neer CS II, Foster CR (1980) Inferior capsular shift for involuntary inferior and multidirectional instability of the shoulder: A preliminary report. J Bone Joint Surg [Am] 62: 897–908
56. Nuber GW, Jobe FW, Perry J, Moynes Dr, Antonelli D (1986) Fine wire electromyography analysis of muscles of the shoulder during swimming. Am J Sports Med 14: 711

57. Olsson O (1953) Degenerative changes of the shoulder joint and their connection with shoulder pain. Acta Chir Scand (Suppl): 181
58. Ovesen J, Nielsen S (1985) Stability of the shoulder joint – cadaver study of stabilizing structures. Acta Orthop Scand 56: 149–151
59. Palmer I, Widén A (1948) The bone block method for recurrent dislocation of the shoulder. J Bone Joint Surg [Br] 30: 53
60. Patte D, Debeyre J, Bernageau J (1978) Die Bedeutung des vorderen Pfannenrandes bei den rezidivierenden Schulterluxationen. Orthopäde 7: 194–198
61. Perry J (1983) Anatomy and biomechanics of the shoulder in throwing, swimming, gymnastics and tennis. Clin Sports med 2: 247–270
62. Perthes G (1906) Über Operationen bei habitueller Schulterluxation. Dtsch Z Chir LXXXV: 199
63. Poppen NK, Walker PS (1976) Normal and abnormal motion of the shoulder. J Bone Joint Surg [Am] 58: 195
64. Protzman RR (1980) Anterior instability of the shoulder. J Bone Joint Surg [Am] 62: 909–918
65. Rafii M, Firooznia H, Golimbu C, Minkoff J, Bonamo J (1986) CT arthrography of capsular structures of the shoulder. AJR 146: 361–367
66. Rafii M, Firooznia H, Bonamo J, Minkoff J, Golimbu C (1987) Athlete Shoulder Injuries: CT arthrographic findings. Radiology 162: 559–564
67. Randelli M, Gambrioli PL (1986) Glenohumeral osteometry by computed tomography in normal and unstable shoulders. Clin Orthop Relat Res 208: 151–156
68. Ravelli A (1974) Die sogenannte Rotatorenmanschette. österreichische Ärztezeitung 13/14
69. Reeves B (1968) Experiments on the tensile strength of the anterior capsular structures of the shoulder region. J Bone Joint Surg [Br] 50: 858
70. Resch H, Kadletz R, Beck E, Helweg G (1986) Die Pneumarthrocomputertomographie in der Diagnostik von rezidivierenden und habituellen Schulterluxationen. Unfallchirurg 89: 441–445
71. Resch H, Helweg G, Zur Nedden D, Beck E (1988) Double contrast computed tomography examination techniques of habitual and recurrent shoulder dislocations. Eur J Radiol (in press)
72. Rockwood CA Jr (1979) Subluxation of the shoulder – The classification, diagnosis and treatment. Orthop Trans 4: 306
73. Rowe CR (1958) Prognosis in dislocation of the shoulder. J Bone Joint Surg [Am] 38: 957–977
74. Rowe CR (1978) The Bankart procedure. J Bone Joint Surg [Am] 60: 1–15
75. Rowe CR, Zarins (1981) Recurrent transient subluxation of the shoulder. J Bone Joint Surg [Am] 63: 863–872
76. Rowe CR, Pierce DS, Clark JG (1973) Voluntary dislocation of the shoulder. J Bone Joint Surg 55-A: 445–459
77. Saha AK (1967) Anterior recurrent dislocation of the shoulder. Acta Orthop Scand 68: 479
78. Saha AK (1971) Dynamic stability of glenohumeral joint. Acta Orthop Scand 42: 491
79. Saha AK (1978) Rezidivierende Schulterluxation, Pathophysiologie und operative Korrektur. In: Otte P, Schlegel KF (Hrsg). Enke, Stuttgart
80. Saxer U (1978) Indikation und Technik der Limbusverschraubung nach M. E. Müller bei habitueller Schulterluxation. Orthopäde 7: 160–170
81. Schmidt HM (1987) Klinische Anatomie des Schultergelenkes. In: Stuhler T (Hrsg) Ultraschalldiagnostik des Bewegungsapparates. Springer, Berlin Heidelberg New York Tokyo
82. Scott DJ Jr (1967) Treatment of recurrent posterior dislocations of the shoulder by glenoplasty. J Bone Joint Surg [Am] 49: 471
83. Shuman WP, Kilcoyne RF, Matsen FA, Rogers JV, Mack LA (1983) Double-contrast computed tomography of the glenoid labrum. AJR 141: 581–584
84. Sigholm G, Herberts P, Almström CH, Kadefors R (1984) Electromyographic analysis of shoulder muscle load. J Orthop Res 1: 379–386
85. Strasser H (1917) Lehrbuch der Muskel- und Gelenkmechanik, 4. Bd: Die obere Extremität. Springer, Berlin
86. Symeonides PP (1972) The significance of the subscapularis muscle in the pathogenesis of recurrent anterior dislocation of the shoulder. J Bone Joint Surg [Br] 54: 476
87. Townley CO (1950) The capsular mechanism in recurrent dislocation of the shoulder. J Bone Joint Surg [Am] 32: 370–380
88. Trillat A, Dejour H, Roullet J (1965) Luxation récidivante de l'épaule et lésions du bourrelet glénoïdien. Rev Chir Orthop 51: 525

89. Turkel S, Panio MW, Gerges FG (1981) Stabilizing mechanisms preventing anterior dislocation of the glenohumeral joint. J Bone Joint Surg [Am] 63: 1208–1217
90. Watson M (1985) Practical shoulder surgery. Grune & Stratton, London
91. Weber BG (1969) Operative treatment of recurrent dislocation of the shoulder. Injury 1: 107–109
92. Weber BG (1979) Die gewohnheitsmäßige Schulterverrenkung. Unfallheilkunde 82: 413–417

Sachverzeichnis

Isokinetische Kräfte am Glenohumeralgelenk
P. Habermeyer

Die vordere Instabilität des Schultergelenks

H. Resch